ナイチンゲール生誕200年記念出版

ナイチンゲールの越境 4

ナイチンゲールが生きたヴィクトリア朝という時代

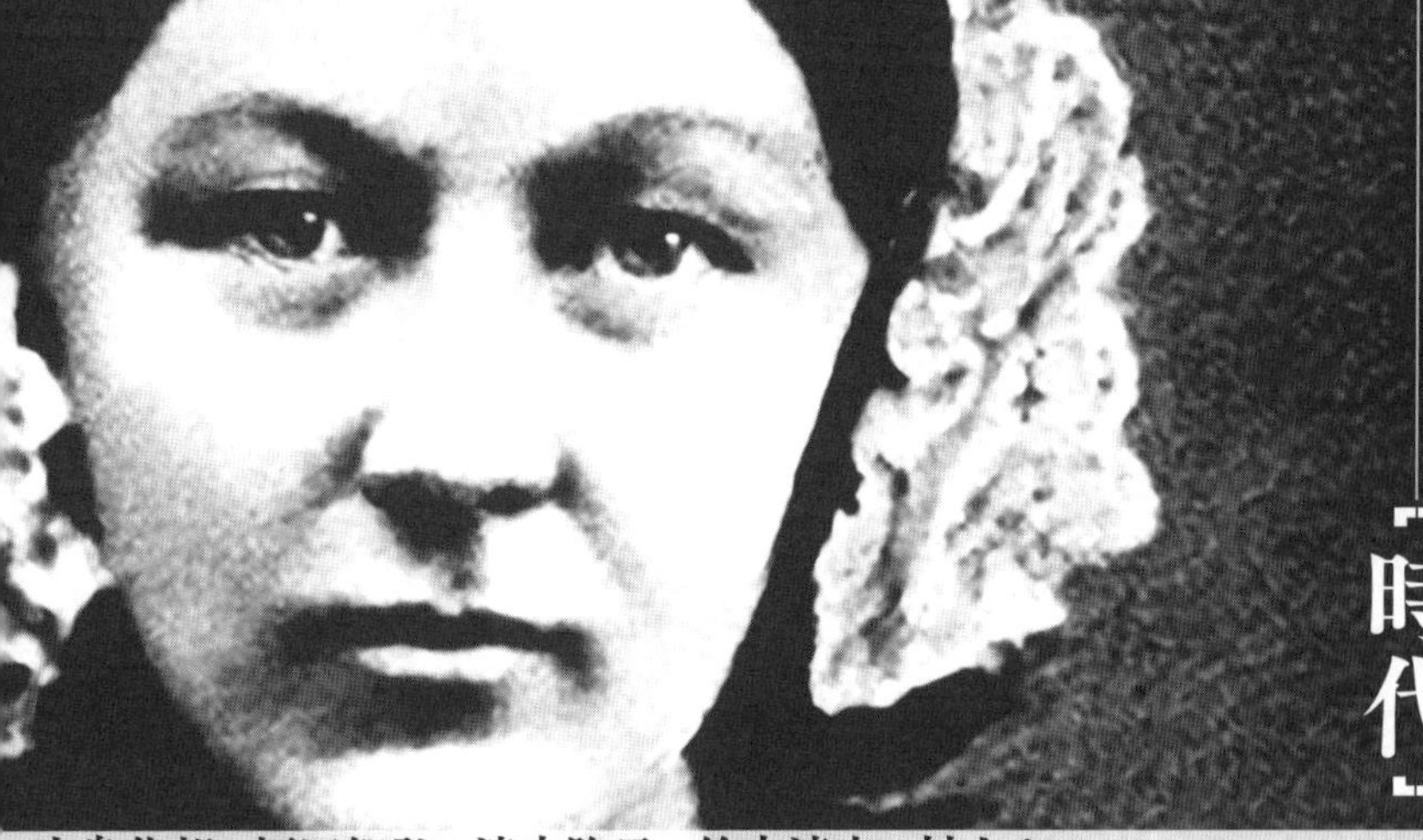

［時代］

中島俊郎＋福田智弘＋滝内隆子＋鈴木清史＋村上リコ
野澤 督＋喜多悦子＋出島有紀子＋岡山寧子＋髙橋裕子

日本看護協会出版会

〈ヴィクトリア朝〉と聞いて、皆さんは何を思い浮かべるでしょうか——産業革命？万国博覧会と水晶宮？　シャーロック・ホームズ？　あるいは執事やメイドかもしれません。

ヴィクトリア女王の治世だった一八四〇年代から一八七〇年代はじめは、イギリスが世界経済の覇者として君臨した大英帝国の絶頂期でした。産業革命により経済、科学技術、工学、自然科学等々が大きく発展した一方で、富める上流階級と貧しい労働者階級という〈二つの国民〉の分断が顕著な格差社会でもありました。

本書では、ヴィクトリア朝とはどういう時代だったのか、概要を示すとともに、上流階級の子女だったナイチンゲールが経験した社交界・サロン・大陸旅行（グランド・ツアー）の話題にも触れました。また、先駆的な仕事を成し遂げた同時代の四名の友人・知人とのエピソードも盛り込みました。

人の一生は、その人の生きた時代を知ることなしには語れません。偉大な業績を残したナイチンゲールが生きた〈ヴィクトリア朝〉という時代に目を向けることで、彼女の魅力を再発見することができるのではないでしょうか。

（編集部）

目次

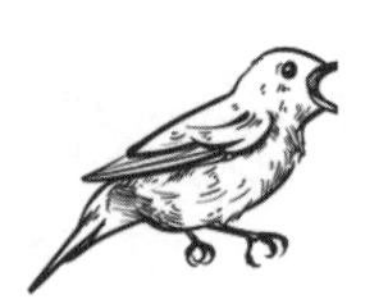

フローレンス・ナイチンゲールとヴィクトリア朝

中島俊郎

中島 俊郎　なかじま・としろう

甲南大学 名誉教授

一九四九年生まれ。甲南大学大学院人文科学研究科英文学専攻博士課程単位取得。オックスフォード大学コーパス・クリスティ・カレッジ研究員（一九九七〜九八）。甲南大学文学部助教授を経て、一九九三年に同教授。専門は英文学。二〇一九年より日本ヴィクトリア朝文化研究学会長。

著書・訳書に『英国流 旅の作法―グランド・ツアーから庭園文化まで』（講談社学術文庫）、『オックスフォード古書修行―書物が語るイギリス文化史』（NTT出版）、キース・トマス『歴史と文学―近代イギリス史論集』（編訳）（みすず書房）、マリオ・プラーツ編『英文学論集』全十巻（編纂）（ユーリカ・プレス）、ルーシー・ワースリー『暮らしのイギリス史―王侯から庶民まで』（共訳）（NTT出版）など。

ヴィクトリア女王は一八一九年に生誕し、一九〇一年に逝去している。一八三七年、ヴィクトリアは十八歳で戴冠するが、まさにフローレンス・ナイチンゲール（一八二〇〜一九一〇）が生きた時代はヴィクトリア朝であった。両者には個人的な親交もあったが、何よりもクリミア戦争が介在した激動の時代を共有していた。

ヴィクトリア朝は世界に植民地を有した大英帝国の時代である。イギリスは工業生産が農業生産を上回った世界で最初の産業立国となった。十八世紀から続いていた産業革命は、鉄道の進展により、さらにイギリスを堅固な工業国へと加速させていった。

だが、帝国拡張のため、海外で毎年のように戦争を繰り返していた。国内では、あまりにも急激な都市化に伴い、都市部の生活に大きな亀裂が生じ出していた。都市への人口集中は住宅、環境問題を引き起こした。進歩という光の中に貧困という闇が抱懐されていたのである。

新しい看護法を提唱し、医療・病院改革を推進し、公衆衛生の改善にも尽くし、女性の社会進出をも促したナイチンゲールの諸活動は、ヴィクトリア朝の時代と社会趨勢とに絶えず連動して、同心円を描きながら展開していたのである。

ヴィクトリア朝の社会階級

ヴィクトリア朝は階級社会である。風刺画家ジョージ・クルックシャンクは、ヴィクトリア朝の社会階層を蜂の巣で描いた（図1）。この図では、イギリス社会の職種による階級が巧みに可視化されている。

最上層から第九層目にあたる基底部は、イギリスの陸軍と海軍が描かれ、帝国を支えている。大砲が正面に向けられているのに注意したい。攻撃してくる外敵はいつでも撃退するという決意の表明である。そして国家の財（蜜）を貯えるところが銀行である。背後には「世界一豊かな国の銀行」と銘打たれたイングランド銀行が控えている。

そのすぐ上に広がる第八層は社会の最底辺近くを表していて、御者、馬丁、道路舗装人、靴磨き、船頭、掃除人、呼び売り商人、塵収集人などからなり、いわば肉体労働者である。上の第七層には洋服屋、靴職人、帽子屋、大工、レンガ職人、鍛冶屋、石工、家具職人、技術者などの職人が並んでいる。そして第六層は、肉屋、パン屋、八百屋、チーズ屋、茶販売人、搾乳女、ガラス屋、生地屋、本売り人などの店員が位置づけられる。第六〜八層は、自制を忘れ、怠惰をむさぼれば簡単に下層へ転落してしまう階級である。逆に努力すれば報われ、上昇することもなきにしもあらずだが、まず望めないにしても可能性は多いにある。

上の第五層、第四層は、産業革命がもたらした新しい階級の人びとである。第五層の中央

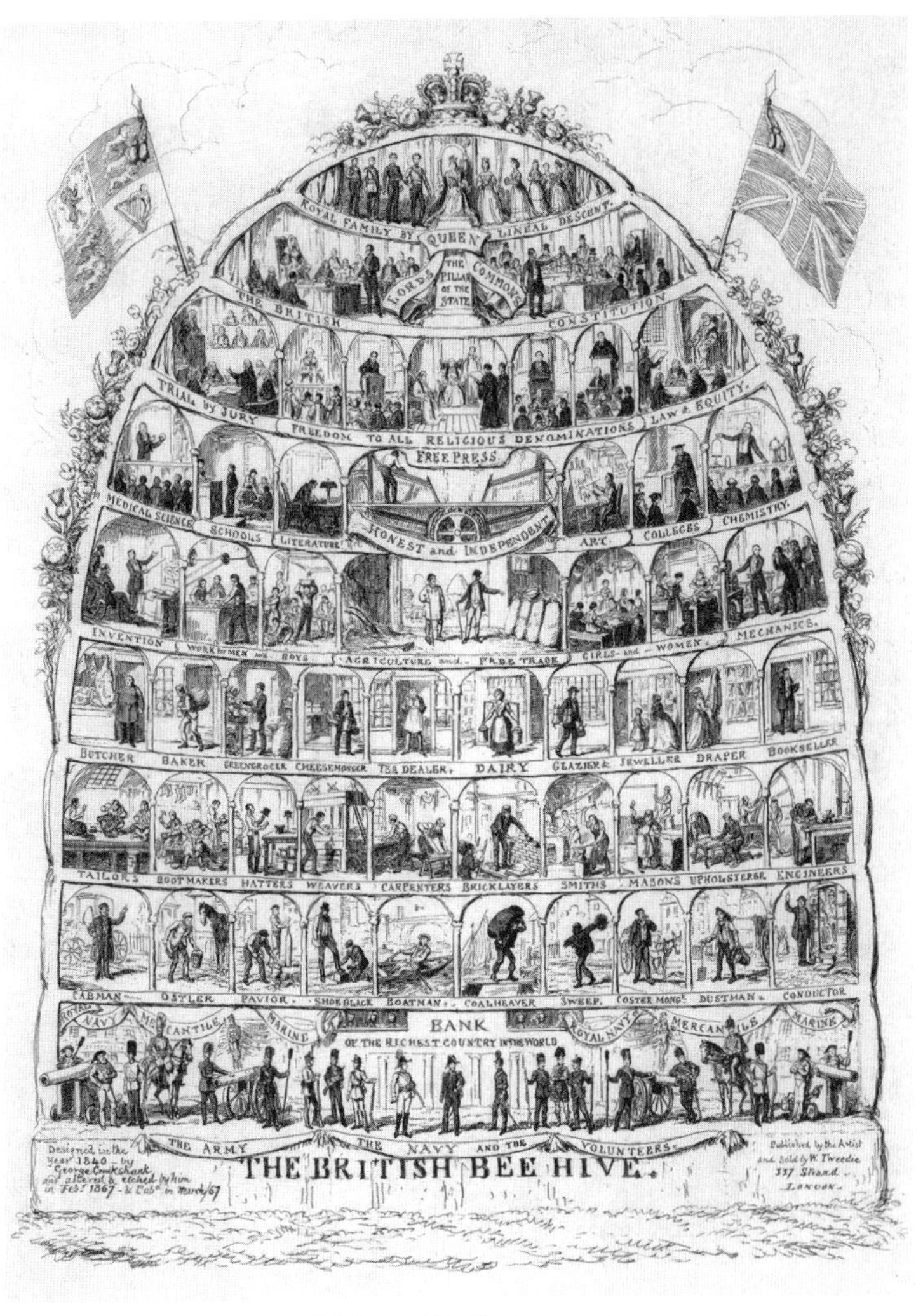

図1　ジョージ・クルックシャンク「イギリスの蜂の巣」（1840, 1867）
(George Cruikshank's British Bee Hive, originally sketched in 1840, here reprinted in 1867, The British Museum)

には農業が描かれているが、自由貿易により豊かな職種となった人びとが登場している。ここで注意すべきは、男女の領域が明確に分離されていることである。いずれも学問が重んじられ、上にある第四層へ移動が可能である。ここでは身体よりも頭脳がより重視され、文学、美術、医学、化学などが横一列に並んでいるが、中央に出版の自由と独立が謳歌されている。クルックシャンクはこの層の上に第三層に配属される法律、裁判、宗教を置き、さらにこの層が第二層にある議会、政治を支え、政治活動の自由を保障している。支柱にかかれた言葉は「国家の柱」とあり、議会内の自由闊達な討議を表象している。

国家という蜂の巣を統轄しているのは女王（蜂）である。最上層で君臨するヴィクトリア女王は多産であり、実り豊かな王室が直系で継がれていくことをも示唆していよう。そして蜂の巣のまわりにはイギリスの国花であるバラ、スコットランドの国花アザミ、アイルランドの国花シャムロック（クローバー）が繁茂し、国旗も翻っている。なお、作者クルックシャンクが禁酒主義者であるため、醸造業、酒販売などはいっさい描かれてはいない。

鉄道と産業化

すでにヨークシャー、ランカシャーなどで局地的に産業革命は進行していたが、鉄道網が国中に張り巡らされると一気に産業化は全土に広がっていった。鉄道は第二次産業革命を惹起させた、まさに触媒ともいえよう。一八五〇年に六千八十四マイルあった鉄道線路は、一八七〇年には一万三千五百六十二マイルにも拡張していたのである。鉄道は速度を加速し距離を短縮することで、人件費のみならず生産品の価格を下げることができた。

鉄道敷設は一八三五～三七年および一八四四～四七年にかけて集中して行われたが、一八四〇～六五年にかけての国費の歳入のうち四分の一が鉄道関係の事業からもたらされたのである。鉄道の敷設事業は国内だけにとどまらず、南北アメリカ、ヨーロッパへも波及していき、一八五〇年、ヨーロッパで総延長一万四千五百マイルしかなかった線路が、一八八〇年には十万千七百マイルにも伸張された。技術、生産品、そして資本が投下されたため、イギリスは膨大な収益をあげるところとなった。こうした鉄道需要は国内産業、とりわけ鉄鋼、石炭業を興隆させた。一八四五～四九年にかけて線路用鉄と鉄鋼が百二十九万トン輸出されたのに対して、一八七〇～七五年には輸出高は四百四万トンに達し、一八七〇年には全世界の鉄生産のほぼ半分をイギリスが生み出していた。フランス、ドイツ、アメリカの全生産を合せてもイギリスの半分にも満たなかったのである。

鉄道敷設には大資本投入の必要があり、急遽、株式会社組織が形成されるようになった。一八四四～四七年、国会は六百三十もの株式会社の設立法案を通過させた。一八五六年に株式会社法案が成立し、国会の議決を経ずに株式会社を設立できるようになると、投資が簡略化され、危険度も低くなった。一八九〇年代には投資銀行が設置され、長期にわたる貸し出しローンが実現するようになり、資本集約型産業へ資金を供給できるようになった。

イギリスは国際投資において中心的な役割を果たすようになり、一八五〇年に二億二千五百万ポンドあった海外保有資産は、一八八五年には十五億ポンドにまで上昇していった。こうしたイギリスの投資は資本のみに限られていたわけではなく、技術、知識も合わせて吸収されてしまうため、他国の同じ産業と早急に競合するようになった。こうして、イギリスの産業生産率は徐々にではあるが下降をたどることになる――一八六〇〜八〇年にかけて年間上昇率は平均二・四パーセントであったのが、一八八〇〜一九〇〇年には平均一・七パーセントにとどまり、同時期のフランス（二・四パーセント）、ドイツ（五・三パーセント）と大きく差が広がることになった。

世界の各地で戦争にあけくれたイギリス政府が軍事費を潤沢に支出できたのは、産業化がもたらした急速な税収入の増加に負っていた。一八六八〜七二年にかけて、イギリスの所得税は、一八四八〜五三年と比較して七十九パーセントも上昇している。

経済状況

ヴィクトリア女王が戴冠した一八三七年は、最も経済危機が生じた時期であった。ほぼ五年前から始まっていた鉄道敷設ラッシュは、鉄と石炭の需要が高まり、投資が盛んになり厖大な利潤を生み出し、多くの銀行が新設、拡張していった。こうした好景気は一八三六年にピークに達した。翌年、綿産業を襲った不況は景気を一転させ、鉄道および造船業は事業拡大の計画を中止するに至った。また収穫不良から農産物の価格が高騰し、一八三八〜四二年にかけて小麦は輸入に依存するしかなくなった。

一八四五年、こうした不況を脱して、再び鉄道敷設が盛んになり、鉄鋼・石炭産業が活気づき、雇用と賃金が上昇した。だが、一八四七年、過度な投資がたたり、多くの銀行が倒産した。イングランド銀行の預金残高は八百万ポンドまで落ち込んだのである。そのため一八四七〜四八年にかけて労働者の解雇が相継ぎ、またアイルランドのジャガイモ飢饉のため食糧危機までもが生じ、「餓えたる一八四〇年代」が現出したのであった。

一八六〇年初頭、イギリスのみならず世界各地で鉄道への投資熱が生まれた。南北戦争のため、アメリカから輸入していた綿花はインドから輸入するようになった。鉄道、造船などの基幹産業が隆盛になるにつれ、鉄の需要が再び高まりつつあった。一八六六年、綿への投機が不安定になり、新しく設立された会社も飽和状態となった結果、大恐慌が起こり、ロンドンの銀行では「取りつけ」騒動が勃発、大手のオーヴァーレンド・ガーニー投資会社が倒産した。経済がやや安定するのは、繊維産業が順調に稼働し、鉄・石炭の輸出が伸びる一八六八〜七三年を待たねばならなかったのである。

一八七〇年代は銀行の機能が円滑にいかず、一八七八年にグラスゴー・シティ銀行が倒産。経済が不安定をきたし、工場倒産が起こり、雇用率は著しく下がった。一八八〇年代も不況は続いたが、逆に植民地が拡大され、帝国は膨張していった。ただ経済成長は減速しはじめ、一八九〇年代には鉄・石炭生産ともにアメリカが優位に立つところとなった。一八九三年、銀行が危機に見舞われ、政府は五日間連続して銀行を閉じた。だが、以後、景気は回復し、一九〇〇年代には鉄道は二万二千マイル、電車線路は千マイル以上も敷設されていたのである。

都市化の波

ヴィクトリア朝にあって、工場は都市の核であった。綿、羊毛などの繊維工業、化学工業、鉄工業などの工場は蒸気機関を動かし、化学的分解、染色をなし、また熱した鉱炉を冷却するために膨大な水量を必要とするので、川岸が工場用地として適していた。そして同時に、河川は工場から排出される廃棄物の捨て場に代用されていた。また排水も流され、蓋のない下水道でもあったのである。

鉄道は都市機能の活性とともに、麻痺状態にも陥らせた。駅舎、操車場、貨物駅を都市の中心部においたため、鉄道が動脈となって都市は活性化するはずであったのが、逆転することになってしまった。鉄道が人間の手では制御できない存在と化し、インドの魔神に擬され、喜々としてその前に身を投げて天に召されようとする人びとの鉄道に対する盲目的な崇拝の姿を、「パンチ」誌に掲載された風刺画「一八四五年の鉄道ジャガノート」(一八四五年七月二六日号：図2）は巧みにとらえている。

都市の中に工場があるゆえ、人口の集中化が生じた。ヴィクトリア女王の治政が始まった一八三七年には、イングランド、ウェールズ合わせて十万人以上の人口を擁しているのはわずか五都市にすぎなかったが、一八九一年には二十三都市にまで増加した。ロンドンの人口は、一八四一〜九一年にかけて二百万人以下から四百万人以上にも増大した。そして十九世紀末には、イギリス全人口の三分の一までがロンドンをはじめとする大都市に居住するようになっていた。

急激な都市化による人口過密の中で、住居問題が露呈してきた。狭い一部屋に七人もの家族が同居し、一台のベッドで雑魚寝することを余儀なくされた家族は何も珍しいものではなかった。狭小住宅は陽光が入らず、風通しも悪く、わずかに人が通れるほどの裏路も塵芥の捨て場と化していた。地下にあった便所が水洗便所に変わるのにはかなり時間を要し、一八四三年、マンチェスターのある地域では一基の便器で二十一人もの人びとが用を足していた。リヴァプールでは人口の六分の一が地下住居に住み、不衛生こそ万病の源となった。ネズミが伝染病を媒介し、シラミが発疹チフスを広め、ハエは食物と便器に飛び交い、地下にもる強い湿気は、細菌の繁殖に格好の温床を提供していたのである。

人口過密と伝染病が相関関係にある興味深い例をあげておこう。一八四三年、石炭の積出港ニューカースル近郊のゲイツヘッドでは、全長三百メートル足らずで幅二・五メートルの地域に二千四十人もの人びとが暮らし、水道は百十家庭にしか引かれておらず、屋外便所は

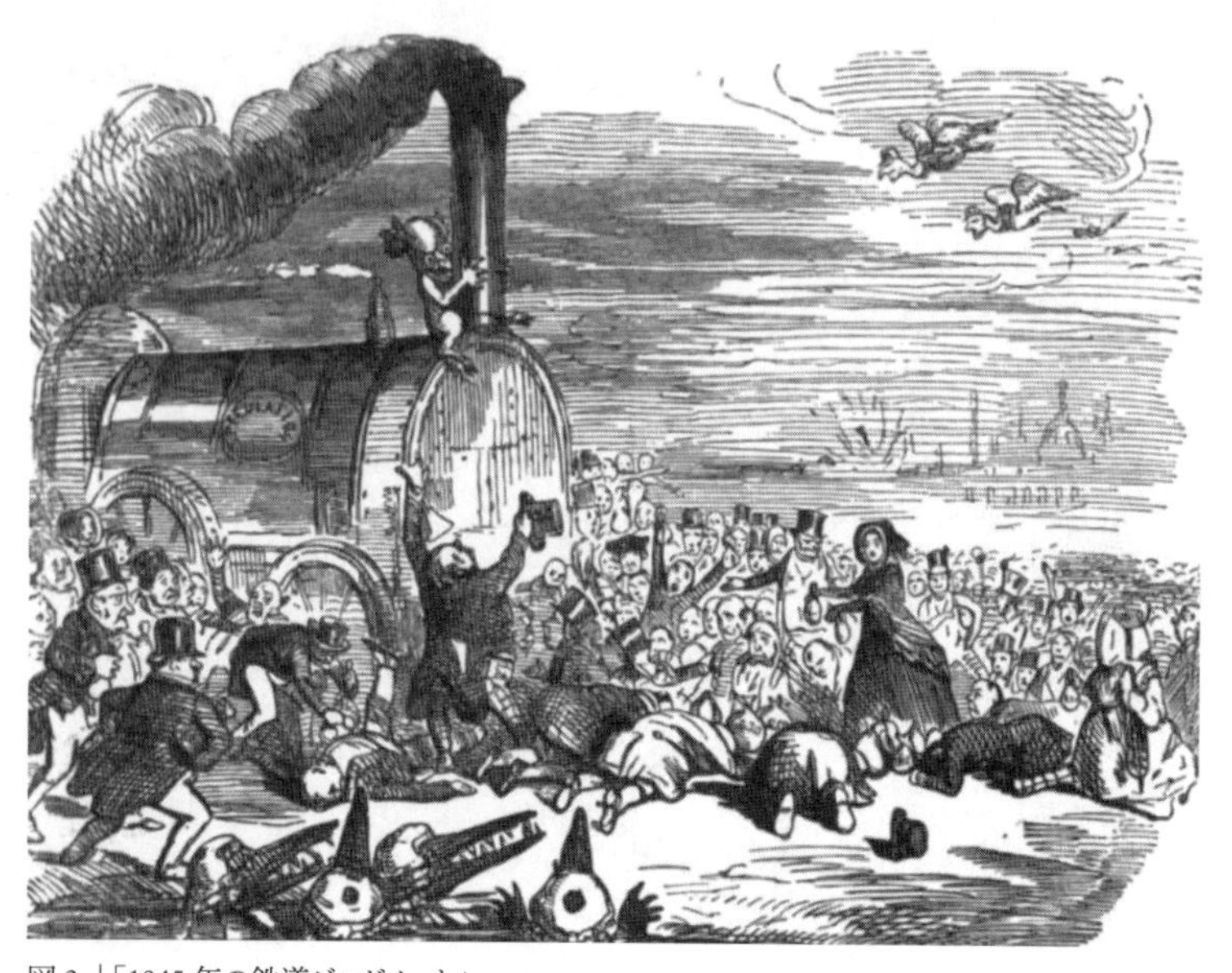

図 2　「1845 年の鉄道ジャガノート」
（The Railway Juggernaut of 1845. Punch, 1845 年 7 月 26 日号．Mr. Punch's History of Modern England, Internet Archive）

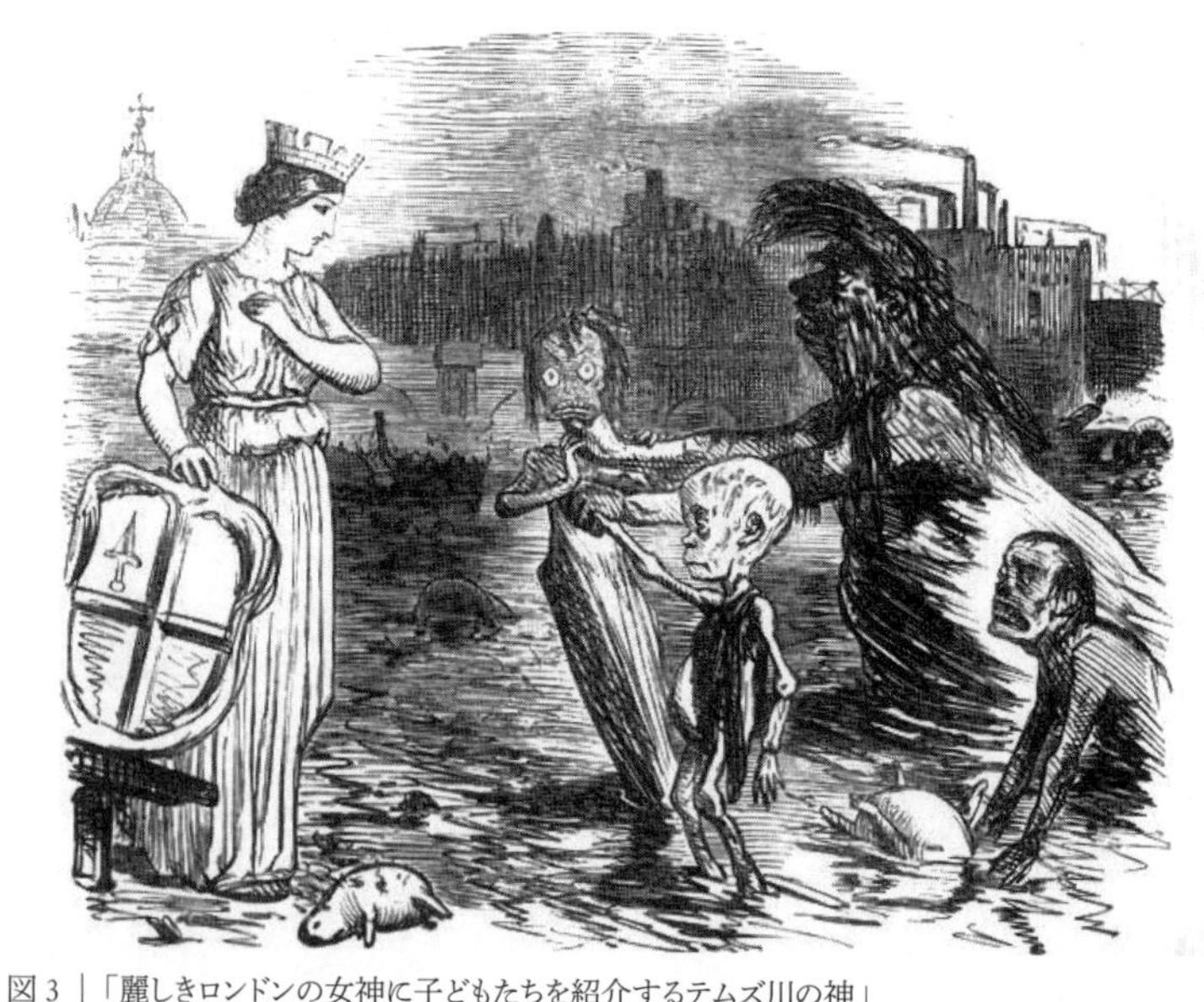

図 3　「麗しきロンドンの女神に子どもたちを紹介するテムズ川の神」
（Father Thames Introducing His Offspring to the Fair City of London. Punch, 1858 年 7 月 3 日号 / public domain）

三基のみであった。排水が垂れ流されていたタイン川から給水していたニューカースルは、一八三二年と一八五〇年にコレラ禍に襲われ、一八五三年には五週間で人口九万人のうち千五百人が死亡した。イギリス全土では一八四八〜四九年、一八五四年、一八六六年とコレラ禍に見舞われた。「パンチ」誌に掲載された風刺画（一八五八年七月三日号：図3）には、下水、工場排水で汚濁したテムズ川がジフテリア、るいれき、コレラを運んでくる現状を余すところなく語っている。

衛生問題

都市化により人口の過密が生じ、住居、水道と下水設備、廃棄物処理などが機能しなかったため、劣悪な衛生状態を招いてしまい、伝染病、風土病が慢性化するようになった。そのため公衆衛生の改善が緊急の課題となり、ヴィクトリア朝にあっては二度にわたる大規模な衛生改革が試みられた。

一八三〇年代、腐敗物や汚物から発生する悪しき大気が体内に侵入し、発病を促すといった「瘴気説(しょうき)」に依拠しつつ、衛生改革を主導したのは、弁護士のエドウィン・チャドウィックと、エジンバラ大学で医学を学んだジェイムズ・ケイ＝シャトルワース、ニール・アーノット、サウスウッド・スミスの三人であり、彼らは水道、排水の設備改良に力を注いだ

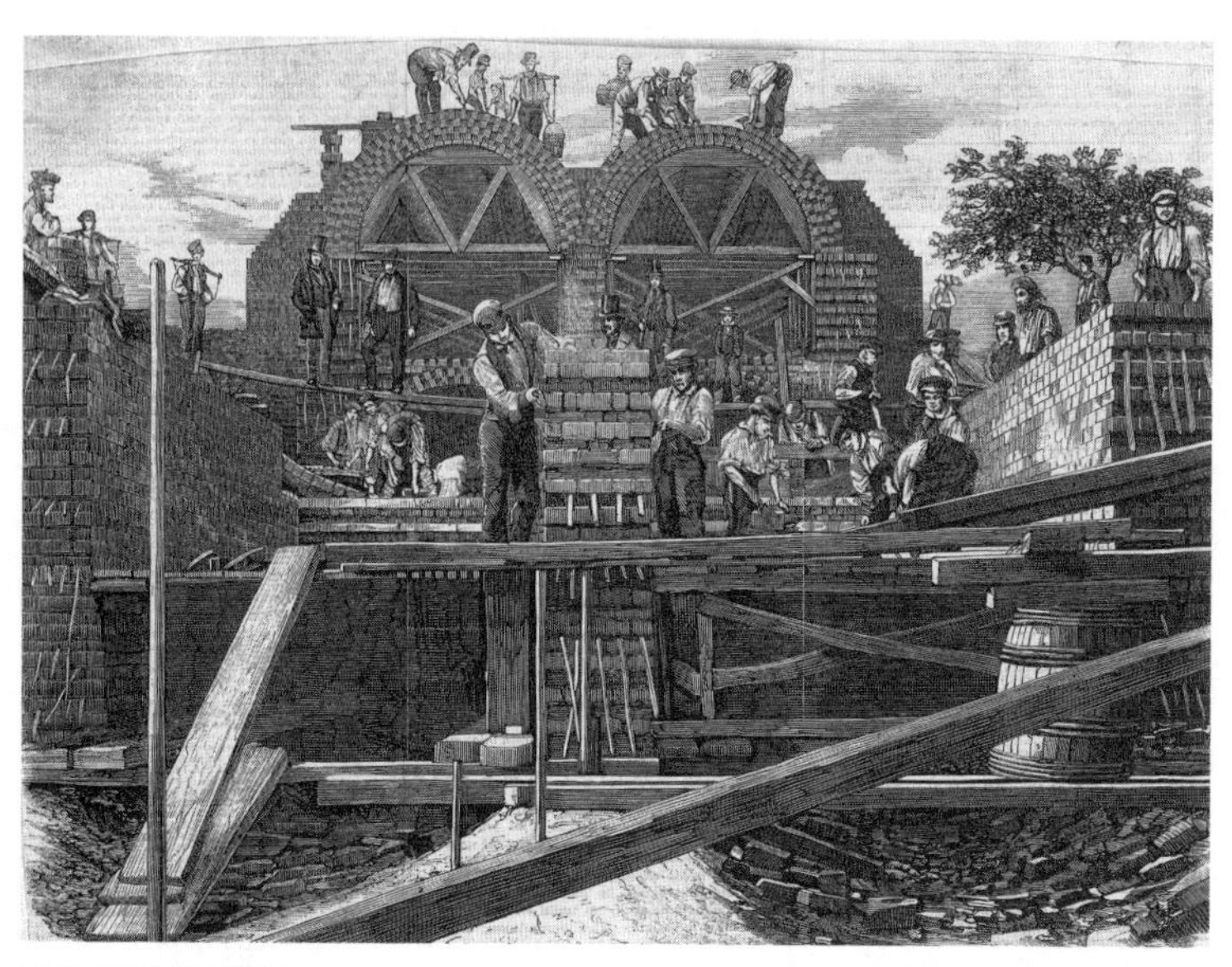

図4　下水道の敷設
(Construction of sewage tunnels near Old Ford, Bow, East London. 1873, Wellcome Collection)

（図4）。一八四二年、チャドウィックは労働者の衛生状態に関する浩瀚（こうかん）な報告書をまとめ、政治家、新聞社、社会改革に意を注ぐチャールズ・ディケンズなどの小説家に送りつけた。報告書は偽りなき証言、客観的な統計、先験主義に基づき帰納的に記述されていたため、衛生問題の核心をついていた。だが一方、排水の重要性が強調されているわりに、公衆衛生について示唆するところがないと批判され、また依拠した瘴気説をあまりにも重視するゆえ、伝染病に対するリサーチを中断させてしまうような負の部分があった。加えて、著者チャドウィックの人間性が疑問視され、報告書の信憑性まで疑わしいとする意見が続出した。とはいえ、この報告書により、都市衛生委員会（一八四二）、都市健康協会（一八四四）、総合保険局（一八四八）が設置され、公衆衛生問題に取り組むようになっていった進展は否定できない。

第二次衛生改革は、保健官ジョン・サイモンにより推進された。感情的なチャドウィックとは異なり、サイモンは科学的な視座に立脚していた。例えば、肺病の原因を究明するため実験室を立ち上げて病原菌を詳しく調べた。科学的な知見こそ公衆衛生の改善に資すると信じ、実験知と統計を活用した。食品偽装の調査、伝染病の原因究明、天然痘のワクチン接種などを推し進めていった。

衛生法（一八六六）は公衆衛生法（一八七二）へと展開し、地方当局も保健官を任命することが義務化された。健康を害する家屋を放置した家主を訴追できるようにするなど、保健官に公衆衛生をさらに改善できる権限が与えられたのである。

イギリス本国と同様に植民地でも公衆衛生の改善が望まれており、ナイチンゲールは軍隊の病院改革とともに、インドにおける衛生改善を訴えた。

病院の状況

ヴィクトリア朝以前、病院は貧窮者や治療に万策が尽きた病人が収容されるところであったが、ヴィクトリア朝において病院は患者を治療する場へと変貌したのであった。こうした大きな変遷を促した要因として、医学の進展、看護法の充実、衛生法の改善などの相乗効果をあげることができよう。

一八五一年、イギリス全人口の半数以上が都市に居住するようになった結果、産業化、都市化による病（腸チフス、コレラなど）が発生するようになった。これに先駆け、すでに一八三一～四四年にかけて都市部の労働者層の死亡率はほぼ二倍に上昇している。こうした趨勢に対処するため、市民患者を対象とした病院――ロンドンだけに限ってみても、ユニバーシティ・カレッジ病院（一八三三）、キングズ・カレッジ病院（一八三九）、セント・メアリー病院（一八四五）など――が陸続と開院し、また、がん（ロイヤル・アーズデン病院［一八五一］）、小児科（一八五二）、てんかん（一八六〇）などの治療に特化した専門病院も開設されたのであった。そして一八七五年、衛生環境整備により疾病の減少をもくろんだ公衆衛生法が制定され、地方都市の医療活動がより進展するようになった。

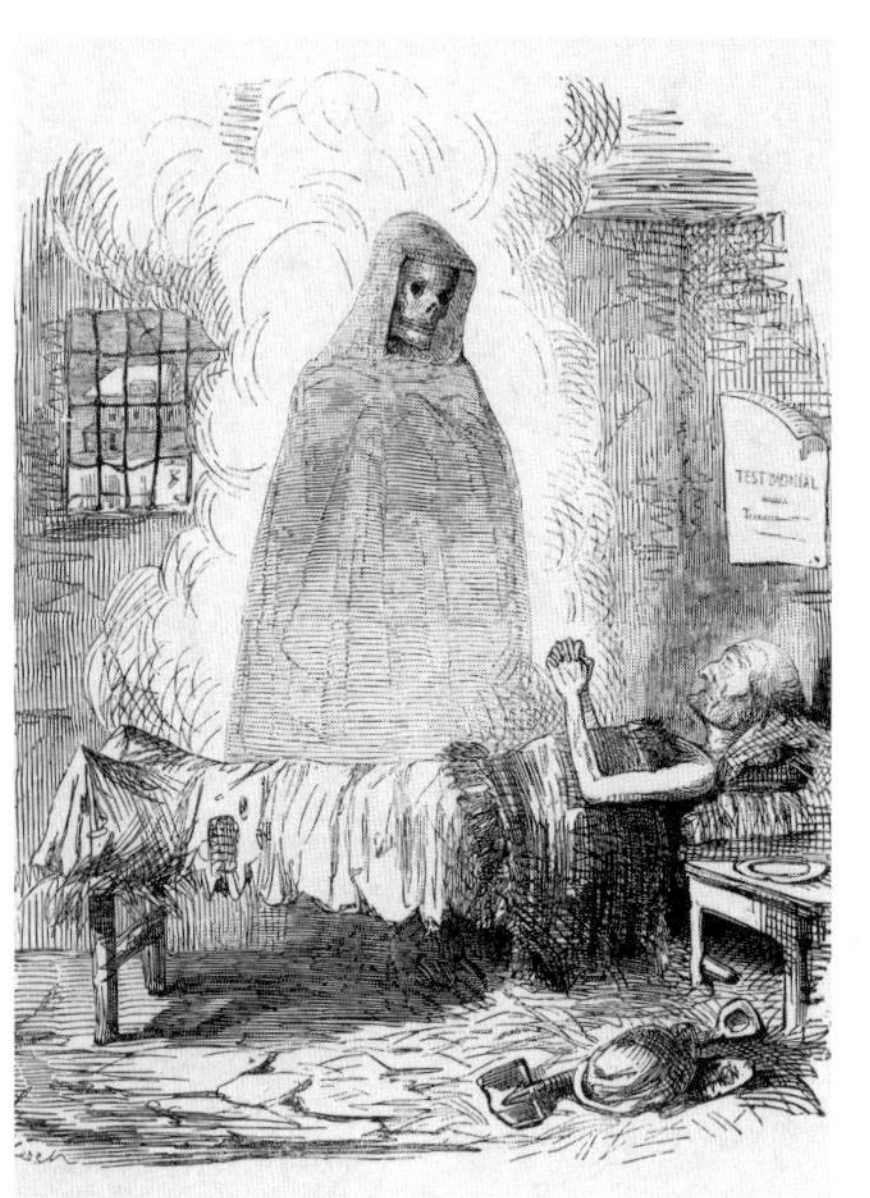

図5　「貧乏人の友」
（The Poor Man's Friend, Punch, 1845年2月22日号, Wellcome Collection）

貧しい人びとが収容されるのは

救貧院であったが、貧者の友は死神でしかなかった（図5）。富裕な人びとは自らの家庭で療養したが、貧しい人びとは教区が運営する救貧院で治療を受けた。とりわけロンドンでは、救貧院は「都市救貧法」（一八六四）のもと、市当局ではなく博愛的精神による慈善事業団体（個人）により運営されていた。そして、こうした救貧院を支援する慈善（チャリティ）こそが、中産階級の義務とまで考えられていたのである。ディケンズの小説『つらいご時世』（一八五四）にはこうした関係が活写されている。病院での加療により病人は社会への生産的な復帰が可能となるわけだから、病院を支援していかなくてはならない、とヴィクトリア朝の人びとは考えていたのである。

だが、一八五〇年代、伝染病などから患者と医療者側との交差感染の危機が露呈したため、入院を回避しようとする動きが生じた。とりわけ大型病院において、術後感染による死亡率の高さ——三〇〇〜六〇〇病床を備えた病院での死亡率は四一パーセントにも達していた——が問題視されたのである。病院が終（つい）の場ではなく、治療の場であると認識されるようになったのは、ようやく一八七〇年代になってからであった。クリミア戦争での教訓を糧にしたナイチンゲールなどによる看護法の改善や、医師ジョゼフ・リスターの消毒による無菌治療などが死亡率低下に寄与した。やがて一八八〇年に「家庭治療協会」が組織化され、家庭のような環境下で患者の治療にあたる病院がロンドンで開院したのであった。

看護にまつわる状況

ナイチンゲールが最も意を注いだ看護にまつわる状況を素描しておこう。ヴィクトリア朝以前は、病院で行う医療行為の必要に応じて、医師が自らの看護婦を訓練することになっていた。よって、医師と医療行為により看護婦が取得する技量は異なっていた。だが、当時の看護婦はほとんどが教養もなく、字の読み書きすらできなかった。今日では看護師の仕事に含まれている薬を与え、熱を測り記録し、更衣することも医学生や医療助手がやっていたのである。

看護は家庭でするものとされていたヴィクトリア朝初頭の看護婦像は、ディケンズの小説『マーチン・チャズルウィット』(一八四三〜四四)に登場するセィリー・ギャンプに代表される。彼女はいつも酒びたりで下品極まる看護婦で、ナイチンゲールの対極に位置する堕落者としてよく揶揄される。ギャンプ夫人は出産のときなどに臨時で雇われるのだが、労働者層には日当十八ペンスで働く一方、富裕層には何倍もの料金をふっかける。ナイチンゲールが看護婦に志願したとき、一般に流布していた看護婦像の一端を担っていたであろう人物である。加えて、看護婦のイメージをさらに悪化させたものとして、救貧院があげられる。そこでは訓練すら受けたことがない収容者自らが看護人となっていたからである。

ヴィクトリア朝中葉から看護改革が生じてくる。改革を誘発した大きな要因として、科学的な医療知識の浸透と、チャドウィックの衛生改善の促進（『イギリス労働者の衛生状態に関する報告』［一八四二］）をあげなくてはなるまい。救貧法の発想やチャドウィックの提言には、病気や感染の源泉は労働者階級にあるという考えが内在していた。そのため看護は博愛的情熱を注ぐ慈善の指標になっていき、イギリスプロテスタント同胞婦人会（一八四〇）、セント・ジョーンズ看護婦養成校（一八四八）などが設立され、病人に心身両面のケアを与えようとしたのである。

ただセント・ジョーンズ看護婦養成校の入学資格をみると、年額五十ポンドの保障金を納付できる上流階層の女性とあり、限られた人びとしか入学できなかったことがわかる。看護学生は病院もしくは患者宅で食事、宿泊、賃金が提供され、資格を取得するまで見習看護婦として年額十五ポンドが支給された。セント・ジョーンズ看護婦養成校は、病院を見習看護婦の訓練の場として考え、ロンドンのキングズ・カレッジ病院と提携しており、また後にはチャリング・クロス病院と同じ契約を結んでいる。やがてナイチンゲールはセント・トーマス病院で看護婦養成教育に着手するわけだが、それまでがどれほど険しい茨の道であったかが理解できよう。

看護学校が急増してくるにつれて、看護婦の質が問われるようになった。そこで国家認証によって看護婦の質を保証しようとする動きが出てきて、ベッドフォード・フェンウィック夫人がその最先鋒に立った。夫人の提案は、教養のある上流階層から人材を募り、筆記試験により国家認証を出そうというものであった。ナイチンゲールはいずれの条件にも異を唱えた。それは看護の本質は知性によるのではなく、人間性と倫理観に基づかねばならないという持論からであった。一八八七年、こうした動向からイギリス看護婦協会が設立され、一八九三年に王室から勅許された。しかし承認制に対するナイチンゲールの反対もあり、看護婦登録法案が国会で議決されるのは一九一九年まで待たねばならなかったのである。

女性と教育

一八五〇年以前、中産階級の女性たちには、召使い、教師、家庭教師（ガヴァネス）などの限定された職しかなかった。わずかに作家、編集者といった職種が開かれてはいたが、女性が公の場に出るのはふさわしくないと考えられていたため、匿名で仕事をしていた。

こうした閉塞した状況を打破するために、何よりも教育が重視されたのは当然である。一八四〇年代、初めて女性に門戸を開放した中学校が設立され、一八六〇年代には公立の財団組織による学校が、そして一八七〇年代には初等教育法により女性の寄宿舎制の学校が創設されたのである。一八七〇年代、セント・アンドリューズ大学とロンドン大学は女性に学位を与えていた。オックスフォード、ケンブリッジ両大学も一八七九年と一八八一年に女性が入学できるカレッジを設けていたが、女性に学位を与えたのは一九二〇年以後であった。

ナイチンゲールの看護に対する尽力は一八五〇年代からすでに始まっていたが、医学界では女性が医師になるには困難な試練が待ち構えていた。一八七四年、ソフィア・ジェックス＝ブレイクは医学を専攻する女性のためにロンドン女性医科大学を創立した。しかし彼女自身は、エジンバラ大学で医学コースを履修し修得したにもかかわらず、学位が授与されることはなかった。

広報メディアとしての新聞

ナイチンゲールには優れた広報能力があった。クリミア戦争の前後から、自らのメッセージを発信するため既存のマスメディアを巧みに援用した。ヴィクトリア朝のジャーナリズムの中で最も伝達力があった新聞について、ここでは言及しておきたい。

一八五〇年代に「知識税」——広告税（一八五三）、新聞税（一八五五）、紙税（一八六一）——が次々と廃止されていった。

一八六〇年代に起きた印刷におけるテクノロジーの進展も重要である。両面印刷機が「タイムズ」紙（一八六八）と「デイリー・ニューズ」紙（一八七三）に導入された一方、「デイリー・テレグラフ」紙（一八七〇）はアメリカの輪転印刷機を採用した。一八五五年に創刊した一ペニーの日刊紙「デイリー・テレグラフ」は一八八八年には三十万部まで増大し、一八六八年に五万部を刊行していた「デイリー・ニューズ」は一八七一年には十五万部にも達している。やがて価格競争が生じ、半ペニーの新聞――「エコー」（一八六八）、「モーニング・リーダー」（一八九二）、「デイリー・メール」（一八九六）――が現れた。「エコー」の一八七〇年度の発行部数は二十万部にもなった。かつて週刊紙であった新聞は一万部売れたら大成功とされた業界であったが、道路の改善と鉄道網の拡張により飛躍的な部数の増加が可能となったのである。

印刷機（図6）は高価であったが、新聞購読層の拡大が廉価な新聞を誕生させた――一八五六年にロンドンで発行されていた朝刊紙は八紙あったが、一九〇〇年には二十一紙まで増加し、夕刊紙も七紙から十一紙まで増えた。やがて、読者の嗜好に合わせて紙面づくりがされるようになり、日曜新聞の需要が増大した――「ロイズ・ウィークリー・ニューズ」は発刊当初は十万部であったが、一八七九年には六十万部、一八九三年には九十万部と伸ばし、一八九六年には百万部を突破した。ナイチンゲールと関係が深い高級紙「タイムズ」は、一八六〇年代から一八七〇年にかけて三ペンスで販売されていたが、発行部数は六～七万部であった。つまり、労働者階級からすれば一ペニーの日刊紙でも高く、週刊紙のほうを好んだのである。一八四二年に創刊された週刊誌「イラストレイティッド・ロンドン・ニューズ」は、誌面に多くの関連図版を挿入して一号につき六万部を発行していたが、一八五六年には二十万部もの部数を誇るまでになった。一八五四年のクリミア戦争報道には、千点もの図版を掲載している。

報道合戦が展開されるのは、電信が導入されてからである（図7）。一八五一年にドー

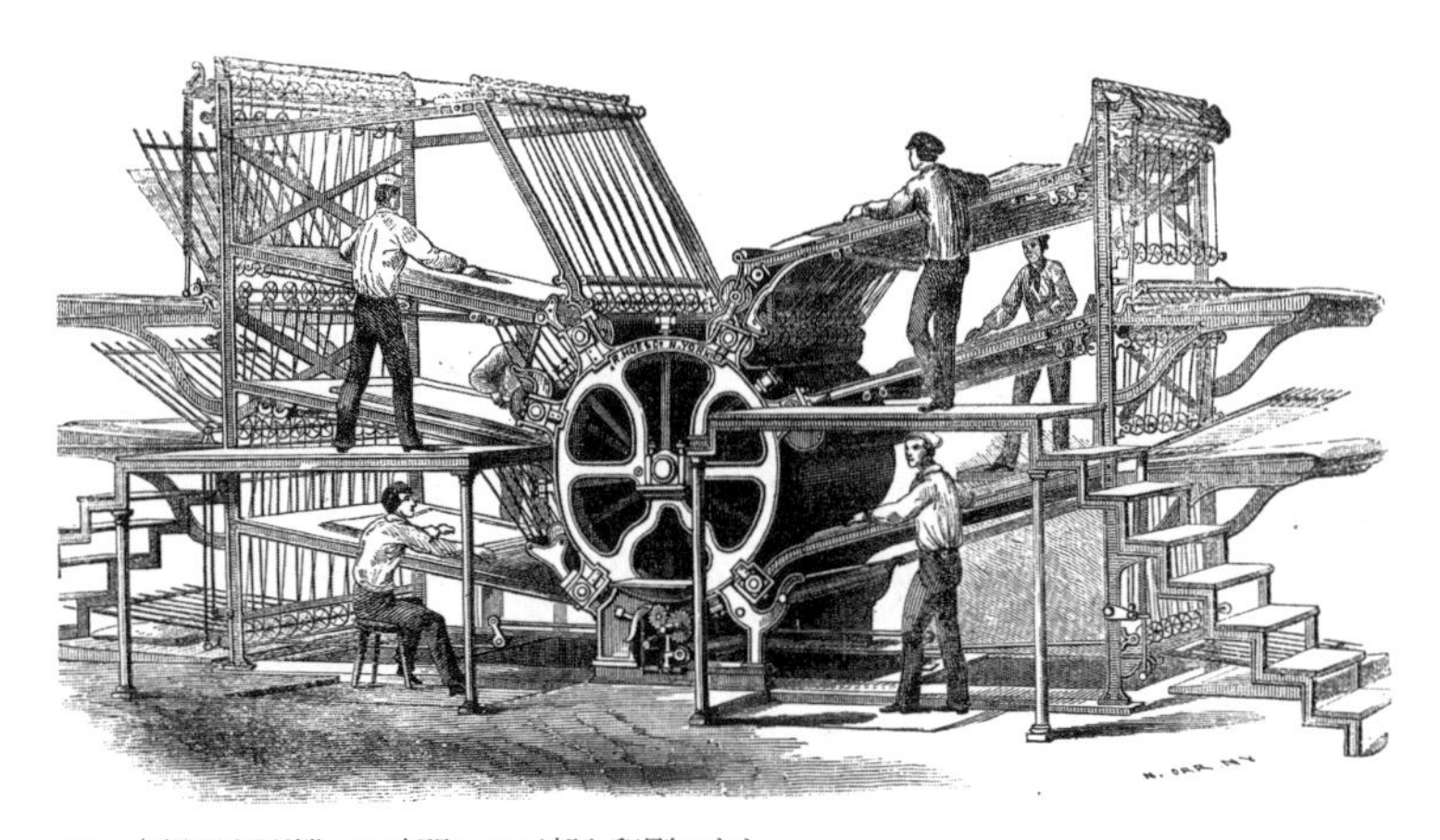

図 6　新聞印刷機。1 時間に 2 万部を印刷できた。
(Hoe's six-cylinder press. 1864, Wellcome Collection)

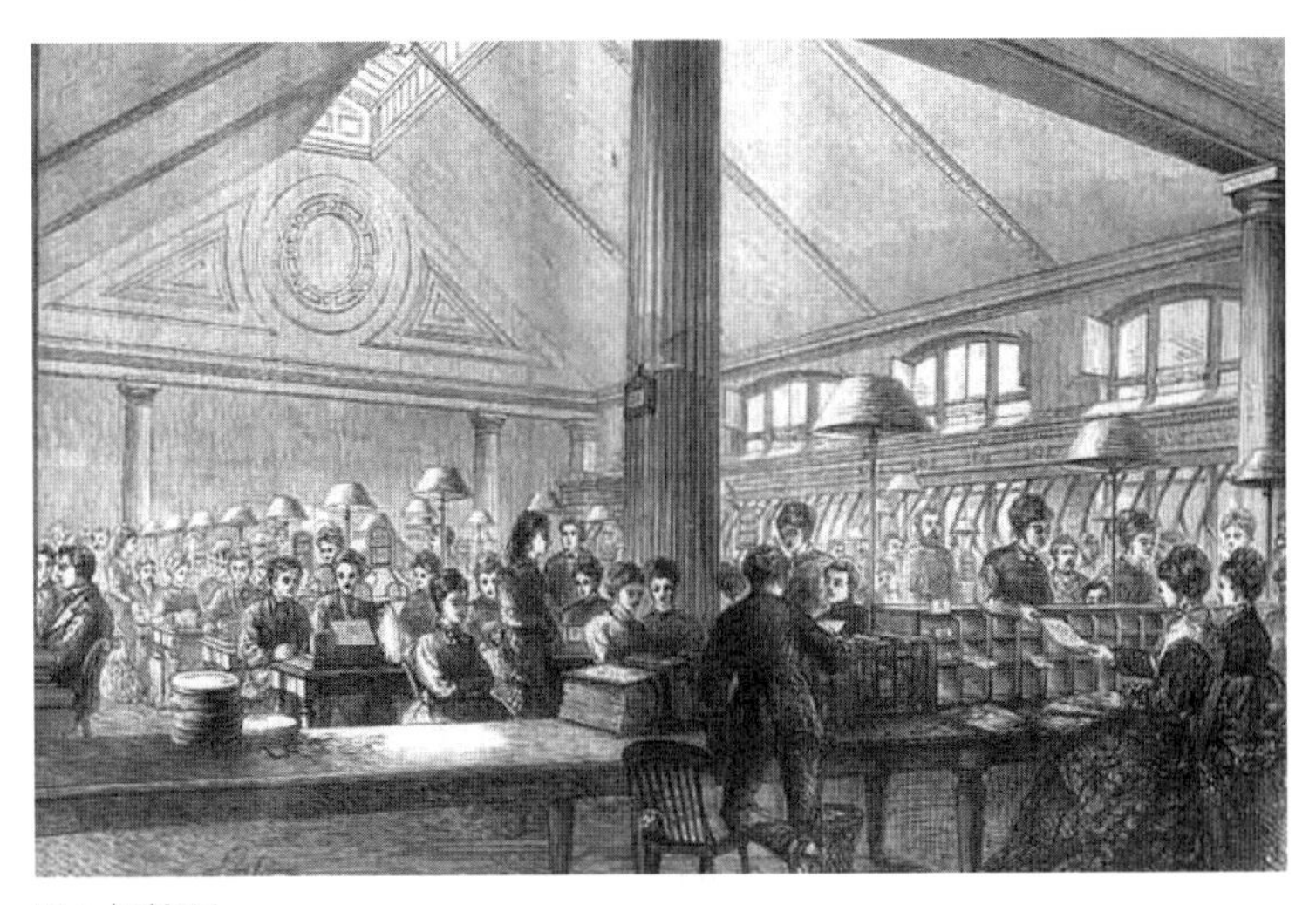

図 7　電報局
(A view of the Central Telegraph Office, London, from the Illustrated London News, December 12, 1874 / public domain)

ヴァーとフランスのカレー間に始まり、ロンドンから黒海、一八六九年にはインドへとネットワークは拡張していった。すでに一八五八年には、大西洋の海底ケーブルによりアメリカとつながっていたのである。

『看護覚え書き』の家庭への浸透

イギリスの家庭において、『ビートン夫人の家政書』は聖書に次いで架蔵されていたといわれている。ヴィクトリア朝の主婦の指南書となる本書は、一八五九〜六〇年にかけて毎月分冊で出版、一八六一年に単行本となって上梓され、六万部を売り上げた。ほぼ同時期に出版された『看護覚え書き』は看護という営為に人びとの注目を喚起させたが、ナイチンゲールの新しい知見がこの家政書の中で極めて高く評価されたため、ナイチンゲールの看護法は医学界という限定的な枠内にとどまらず、一般家庭の中へと浸透していったのである。

イザベラ・ビートンは、家庭生活の中で清潔さを重視するナイチンゲールの考え方に深く共鳴していた。よって『ビートン夫人の家政書』にはナイチンゲールの著作から多くの引用がなされているばかりか、そこに展開されている見解を祖述している箇所も多々見受けられる。特に第四十二章「子どもの養育としつけ、幼児の病気」において、ナイチンゲールの影響は深い。看護人の義務と諸注意に触れた後で、ビートン夫人は「感嘆すべきフローレンス・ナイチンゲールの『看護覚え書き』から一節を引用して、本章を閉じるのは実にふさわしいのではあるまいか」と提言し、子どもの看護に関するナイチンゲールの言葉を引用している――「大人と比較して子どもたちは有害な影響を受けやすい。影響は迅速で、結果も甚大である。新鮮な空気、適切な温度の不足、家屋をはじめ衣服、寝具もしくは身体の不潔さ、不適切な食物、不規則な時間、退屈さ、陽光の不足、寝具、衣服の厚着と薄着などの諸要素が子どもに影響を与えるのである」。

ビートン夫人はさらに続けて、子どもに対する注意深い看護の重要さを、ナイチンゲールの見解でもって代弁しようとする。「乳児、幼児の死は偶発的なもので、当事者の病に起因する必然的な死ではない」とし、子どもにとって最も避けなければならないのは「汚れた空気」であると指摘する。そして、ナイチンゲールが子どもの養育法で下したのと同じ結論を

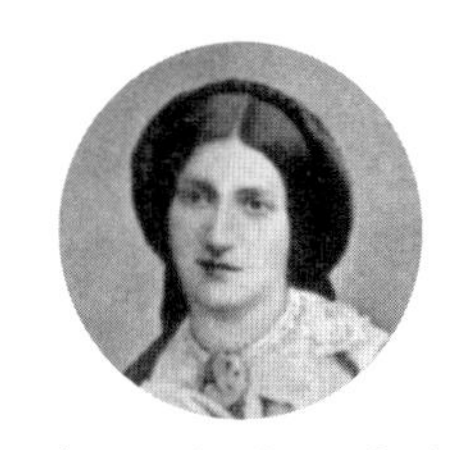

イザベラ・メアリー・ビートン
Isabella Mary Beeton, 1836-65

イギリスの作家、編集者。夫の出版社のために料理と家政に関する記事を書き始める。女性誌『英国婦人生活画報』(創刊1852年)に書いた記事をまとめた『ビートン夫人の家政書』が1861年に刊行されると、欧米で200万冊売れる大ベストセラーとなった。この本は家庭運営の手引書であり、ファッション、マナーとエチケット、料理レシピ、保育、使用人の管理、科学、宗教、医療、法律など幅広いテーマについて助言を行い、当時の女性の人生・生活観、価値基準、倫理観、感性・美意識の育成にはかりしれない影響を及ぼした。シャーロック・ホームズの生みの親アーサー・コナン=ドイルは、イギリス文化を知るには、この『家政書』以上に勝る書はないと推奨している。

再説し、強調する――「子どもたちには新鮮な空気があふれ、陽光が輝くほど明るい広々とした部屋と涼しい寝室を与えよう。そして戸外で存分に運動させ、温かい衣服を着用して、寒風吹きすさぶ天候でもめげず、大いに身体を広げ、強制することなく自由にはばたかせては、というだろう。授業や強制はほどほどにしておこう。薬などに気を遣わず、食べ物にもっと意を向けよう」と。新鮮な空気こそがナイチンゲールとビートン夫人を結びつける最大の要因であった。

『看護覚え書き』は主婦、看護婦の必読の書であると、ビートン夫人は自らの著作の中で称賛したが、ナイチンゲールとビートン夫人両者に共通するのは、女性労働に関するイデオロギーを変革しようとした点ではあるまいか。

参考文献

▼Baly, Monica E. : Florence Nightingale and the Nursing Legacy, Croom Helm, 1986
▼Beeton, Isabella : Mrs Beeton's Book of Household Management, S.O. Beeton, 1861
▼Black, Jeremy : The Making of Modern Britain: The Age of Empire to the New Millennium, Sutton Publishing, 2001
▼Pendergast, Tom & Pendergast, Sara (eds.) : Encyclopedia of the Victorian Era, Grolier Academic Reference, 4 vols, 2004
▼Wohl, Anthony S. : The Eternal Slum: Housing and Social Policy in Victorian London, Edward Arnold, 1977
▼Young, G. M. : Early Victorian England 1830-1865, Oxford University Press, 2 vols, 1934

ナイチンゲールが生きた時代——日本・東アジア

福田 智弘

福田 智弘　ふくだ・ともひろ

一九六五年 埼玉県生まれ。一九八九年 東京都立大学人文学部卒業。編集・デザインディレクターを経て、国内外の歴史、古典文学関連を中心に、精力的に執筆活動を行う作家として活躍中。

著書に『日本史見るだけブック』(辰巳出版)、『豪商たちがつくった幕末維新』(彩図社)、『ねこねこ日本史でよくわかる 日本の古典』、『ねこねこ日本史でよくわかる 日本の歴史』、『ねこねこ日本史でよくわかる 日本史大事件』、『徳川十五代を支えた老中・大老の謎』(以上、実業之日本社) など。

ナイチンゲールが生きた時代の日本

ナイチンゲールが生きていた時代（一八二〇～一九一〇）の日本は、長く続いた天下泰平の世にほころびがみえ始め、やがて江戸幕府が崩壊し、新しい明治の世が訪れるという激動の時代であった。

ちなみにナイチンゲールは、幕末の志士たちの中では比較的年長の西郷隆盛より七歳八か月ほど年上。有名な勝海舟より約三歳、坂本龍馬よりは十五歳八か月年上であり、最後の将軍・徳川慶喜が大政奉還をして江戸幕府が崩壊したとき、満四十七歳であった。そう考えると、ナイチンゲールが生きた時代の日本の様子がおおよそおわかりいただけるのではないだろうか？

この時期は、医学や看護、衛生などの諸分野において、急激な西洋化が進められた時代でもあった。政治のみならず、学術文化の面でも劇的な変化がみられたのである。

史上有数ともいえる激動の時代の出来事を、特に医療、看護、衛生の分野を中心に、簡単に振り返っていこう。

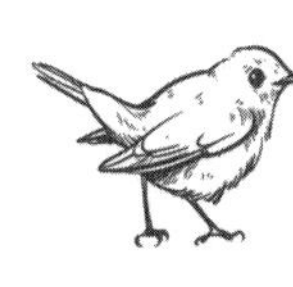

鎖国の時代と西洋医学

江戸時代の日本は、「鎖国」と呼ばれる独特の体制をとっていた。鎖国とは、国交を結ぶ相手国を極端に絞り込んだ外交方針を指す言葉で、これにより西洋との直接の交流は、長崎・出島におけるオランダとの交易だけとなっていた。そのような状況下、浮世絵、俳句、歌舞伎など、諸外国からも絶賛される優れた文化が生み出されてきたわけだが、科学技術の面では、産業革命を経て大きな成長を遂げていた西洋諸国に大きく後れを取っていた。

そこに変革をもたらしたのは、テレビドラマ「暴れん坊将軍」のモデルとしてもおなじみの徳川吉宗だった。彼は「享保の改革」と呼ばれる政治改革を行ったことで知られているが、その改革の一つとして、一七二〇年、これまで輸入が厳しく制限されていた「漢訳洋書（漢文に翻訳された西洋の書物）」のうち、キリスト教に関連のないものの制限を大幅に緩和したのだ。これにより、徐々に医学をはじめとする西洋の学問が日本に流入しはじめたのである。

もう一つ、西洋の学問が広まるきっかけとなったのが、一七七四年の『解体新書』の刊行である。これはオランダ語版の医学書を医師・杉田玄白らが苦心して翻訳したもので、これにより西洋の科学技術に対する関心が大いに高まった。幕府のほうでも一八一一年、蛮所和解御用という洋書の翻訳を行う役所を設けている。また、ナイチンゲール誕生の三年後にあたる一八二三年には、ドイツ人シーボルト（Siebold）が来日。唯一の西洋との窓口であった長崎の郊外に「鳴滝塾」を開き、医学や自然科学などを日本人に教えた。さらに、一八三八年には江戸や長崎で洋学を学んだ緒方洪庵が大坂で適々斎塾（適塾）を開いている。そこから、福沢諭吉、長与専斎ら明治の世を主導する英才たちが巣立っていくことになる。

異国船の来航と幕末維新

江戸時代の終わり頃、日本のみならずアジア全体に、圧倒的な経済力と軍事力を誇る西洋列強諸国が忍び寄ってきた。イギリスはインドからビルマ（ミャンマー）、シンガポールなどに進出。また、オランダはインドネシア、フランスはベトナムやカンボジアを支配下に入れていった。

アジアの大国・清が西洋諸国の植民地状態に

そんな西洋諸国の矛先はアジアの大国・清（中国）へと向かう。一八四〇年、イギリスはアヘン戦争を仕掛け、優れた兵器で清を圧倒。香港を割譲し、上海などを開港させた。さらに一八五六年、イギリスはフランスとともにアロー戦争（第二次アヘン戦争ともいう）を仕掛け、天津や北京を占領してしまう。こうして、西洋諸国に力で敗れた清は、不平等条約を結ばされ、欧米列強によって半植民地状態となったのである。

これらの情報は、日本と西洋諸国との唯一の窓口であったオランダから、逐一幕府へ伝えられていた。その中でも特にアヘン戦争で大国・清があっさりと敗れたという情報は、幕府に大きな衝撃を与えた。その少し前から、日本にもイギリスやロシア、アメリカなどが通商を求めてたびたび来航していたのだが、幕府は頑なにこれを拒否していた。それどころか「異国船打払令」などという物騒なお触れまで出していたのである。この「異国船打払令」とは別名「無二念打払令（むにねんうちはらいれい）」といい、「異国船が近づいてきたら〈二念なく（躊躇なく・他の考えをもつことなく）〉撃退せよ」という、かなり過激な法令だった。しかし、アヘン戦争の結果を聞いたのち、幕府は「異国船打払令」を廃し、新たに「薪水給与令（しんすいきゅうよれい）」を発布。「異国船がやってきたら、燃料や食料などを与えて、速やかにお帰りいただけ」という柔軟路線に変更したのである。

黒船来航以前からすでに西洋諸国に対する弱腰外交路線がとられていたわけだが、当時の国際事情に通じた人ならば、それを賢明な方針転換だと評価することだろう。もし、「異国船打払令」を継続し、発砲を理由に西洋諸国から戦争を仕掛けられたら……。旧式の武器しか持っていない日本などいとも簡単に敗れ去り、西洋諸国の植民地と化してしまう可能性が大だったからである。

開国と大政奉還

薪水給与令の発布から十一年後の一八五三年、日本の歴史を大きく変える男がやってくる。

アメリカ東インド艦隊司令長官のマシュー・カルブレイス・ペリー(Matthew Calbraith Perry)である。「黒船」と呼ばれた巨大な蒸気船に乗り、時に威嚇の空砲をも放ったというペリーの強硬な態度に負け、幕府はついに開国へと方針を転換する。

この幕府の姿勢は、一部の武士たちには「弱腰」と映った。さらに、急な開国で物価が急上昇するなど、国内経済は大混乱。やがて、これらの原因をつくった幕府の姿勢を問題視し、幕府よりも朝廷を重視して異国人を日本から追い出そうとする、いわゆる「尊王攘夷派」の活動が盛んになる。

とはいえ、幕府が「弱腰」な外交手段に出たのは、なにも黒船の大きさやペリーの態度に恐れをなしたからだけではない。前述のように異国と戦争となり、半植民地状態になった中国の状況を見定めたうえで、戦争を回避し、条約により諸外国と付き合っていく方法を選択したにすぎない。この判断は決して誤りとはいえないし、少なくとも「弱腰」などと一方的に非難されるべきものではないだろう。

しかし、その後も尊王攘夷派の活動は活発化していく。やがて、反幕府の姿勢を明らかにした長州藩と薩摩藩が手を組むようになると、幕府側の旗色はますます悪くなる。すると、機を見るに敏な江戸幕府十五代将軍・徳川慶喜は、先手を打って「大政奉還」を行い、政治を朝廷に返還することを宣言した。これによって幕府は崩壊。あらたな天皇中心の政治が動き出すことになる。

ところが、これまで懸命に江戸幕府を支えてきた幕府側の武士たちは、おいそれとは納得できない。ここに旧幕府軍と、長州藩・薩摩藩らを中心とした新政府軍との間で内戦が勃発する。「戊辰戦争」である。約一年半にわたり繰り広げられたこの戦争は、数々の悲劇を巻き起こしながら、結果的に新政府軍の勝利に終わった。旧幕府軍は降伏し、新しい明治の世が始まることになる。

西洋の科学技術の流入

この激動の時代に、軍事や医学をはじめとする西洋の科学技術が堰を切って日本に入ってきた。幕府や諸藩が懸命になって、進んだ西洋の科学技術を吸収しようとした結果である。

例えば、ペリー来航の四年後、幕府の招聘により来日したオランダ軍医ポンペ（Pompe）は、長崎に西洋医学校をつくり、多くの日本人医師らを教育した。内科、外科、眼科などはもちろん、物理学、生理学なども教えた。また、自ら執刀して人体解剖を行い、学生たちに見せたという。さらには、日本初の西洋式病院「長崎養生所」も設立し★1、一年間で約九百三十人の患者を入院させ、その治療方法を日本人医師らに披露したのである。

こうして五年間にわたり熱心に西洋医学を広めたポンペは、一八六二年に帰国する。その間、百三十人以上の学生（日本人医師）を教育し、一万四千人以上の患者に治療を施したとされる。単純計算で一日七人以上の患者を、休みなく毎日見続けたことになる。これらの医学教育は、ポンペの帰国後も、ボードウィン（Bauduin）、マンスフェルト（Mansvelt）といった後継者の手によって明治政府の近代化事業に引き継がれていく。

一方、諸藩でも、軍事関連をはじめとした西洋の科学技術を積極的に取り入れようとしていた。例えば、戊辰戦争の際、新政府軍の中心であった薩摩藩は、関係の深かったイギリスから軍医ウィリス（Willis）を招き、傷病兵の手当てをさせている。ウィリスは、日々大量の負傷者をてきぱきと治療。特に弾丸の摘出手術などにおいて、これまでの日本では見たこともないような手際のよさを示し、のちに新政府軍の中枢を担う人材たちに西洋医学の必要性を印象づけた。西郷隆盛の実弟で、明治になって軍人・政治家として活躍する西郷従道も、戊辰戦争で傷つき、ウィリスの治療を受けた一人である。

ちなみに、戊辰戦争の際には、旧幕府軍のほうでも傷病兵の治療に西洋医学を取り入れている。中心となって活躍した人物に松本良順[★1]がいる。幕府に医師として仕えていた彼は、幕命により長崎に下り、前述のポンペに師事。その愛弟子となり、西洋医学を伝える日本人医師の第一人者となった。新政府軍と争った新選組や会津藩の人々を治療した彼は、のちにその罪によって囚われの身となるのだが、やがて許され、以降は初代陸軍軍医総監ともなり、西洋医学の普及に努めることとなる。

★1　ポンペと長崎療養所、弟子の松本良順については、日本看護協会出版会WEBサイト「教養と看護」内の記事、「日本の近代病院建築―第1話 病院建築の新しい内容［近代西洋式病院の始まり］」に詳しい。

文明開化と医学・衛生・看護

激動の時代を経て幕府を倒し、新しい政治体制を築いた明治新政府は、（その中心人物が、かつては「攘夷（外国人を追い払えという思想）」を叫んでいた人たちであったにもかかわらず）積極的に西洋の文明を取り入れていった。軍事、医療など様々な面で西洋の科学技術が優れていることを肌で感じ、日本を西洋諸国に並び立つ国にするためには、早急に西洋の文明を吸収することが大切だと考えたのである。

そのために政府は様々な分野で外国人教師（いわゆる「お雇い外国人」）を招いた。ピーク時には年間五百人を超える数の外国人教師を雇い、科学技術等の吸収に努めたという。著名な外国人教師としては、札幌農学校で教鞭をとったクラーク（Clark）、鹿鳴館やニコライ堂などを設計したコンドル（Conder）、美術の発展に貢献したフェノロサ（Fenollosa）、大森貝塚を発見したモース（Morse）らがいる。

また、明治政府は、外国人教師を雇っただけでなく、積極的に留学生を海外へ送り出し、科学技術のみならず、政治、経済など幅広い分野の知識を吸収した。幕末から明治にかけて、大久保利通、伊藤博文、福沢諭吉など多くの政治家、学者が留学を経験したほか、少々変わったところでは、文豪・夏目漱石も英語を学ぶために文部省留学生としてイギリスに渡っているし、森鴎外も軍医としてドイツに留学している。

ちなみに、のちに女子英学塾（現 津田塾大学）を開き、女子教育の発展に尽くした津田梅子は、まだ六歳のときに日本を出発し、アメリカに留学している。その後も何度か渡海した彼女が、熱望の末、ついに面談をかなえた女性がいる。ナイチンゲールである。三十代半ばとなっていた津田梅子は、八十近い年齢を重ねていたナイチンゲールと女子教育の展望などについて熱く語り合った。感激した津田梅子は、ナイチンゲールから贈られた花を押し花にして日本に持ち帰ったという。★2

このように多くの人材が、留学生として海外に知見を求めた中で、特に日本の医療、看護、衛生分野の拡充に大きな役割を果たした点で注目しておきたいのが、長与専斎と高木兼寛である。

長与専斎の衛生行政改革

長与専斎は、日本の医療、とりわけ衛生行政において大きな業績を残した人物である。明治初期までの日本は、たびたびコレラ（cholera）などの疫病の流行に悩まされていたにもかかわらず、近現代的な意味での「衛生」あるいは「衛生行政」という概念をほとんどもっていなかった。それどころか、「衛生」という言葉すら存在しなかった。この言葉を編み出し

★2　津田梅子がナイチンゲールに面会したエピソードについては、本書一四七頁「津田梅子とナイチンゲール—押し花が放つメッセージ」を参照。

たのが、ほかならぬ長与専斎なのである。

長与は、長崎県にあった大村藩の藩医の子として生まれ、満十五歳で緒方洪庵の適々斎塾に学び、その後、長崎でポンペに師事して医学を学んでいる。当時の洋学・医学界における超エリートコースをたどったといってもよいだろう。

明治の世となり、長崎医学校の学頭を経て文部省に入り、一八七一年、岩倉具視、大久保利通ら明治政府の中枢といえる政治家たちとともに渡欧。西洋の医療事情、特に衛生行政について深く学ぶ機会を得た。帰国後は文部省医務局長、やがて衛生局長となり、日本の衛生行政をリードしていった。このとき、中国の古典『荘子』の一節から、『生』を『衛(まも)』る」→「衛生」という言葉を思いつき、「衛生局」という名称をつけたのである。

前述のように、日本でもたびたび伝染病は流行した。とりわけコレラは、ナイチンゲール誕生の二年後にあたる一八二二年に最初の流行を迎え、五十六万人が感染、また開国で揺れていた一八五八年には江戸だけでも十万人が感染したと伝えられている。このように伝染病が大いに猛威を振るっていたにもかかわらず、江戸時代の日本では、本格的な対策はとられていなかった。まだまだ祈祷やおまじないが主たる対策であり、各地で「コレラ祭」などが開かれるという状態だった。唯一、予防可能とされていたのが天然痘であったが、これも緒方洪庵らの活躍によりようやく幕末になって普及しはじめたというのが実情である。

コレラは明治になっても流行した(**図1**)。特に衛生局ができた翌年には西南戦争が始まり、兵士たちの移動により感染が全国に広がった。しかし、長与専斎をはじめとする明治政府の

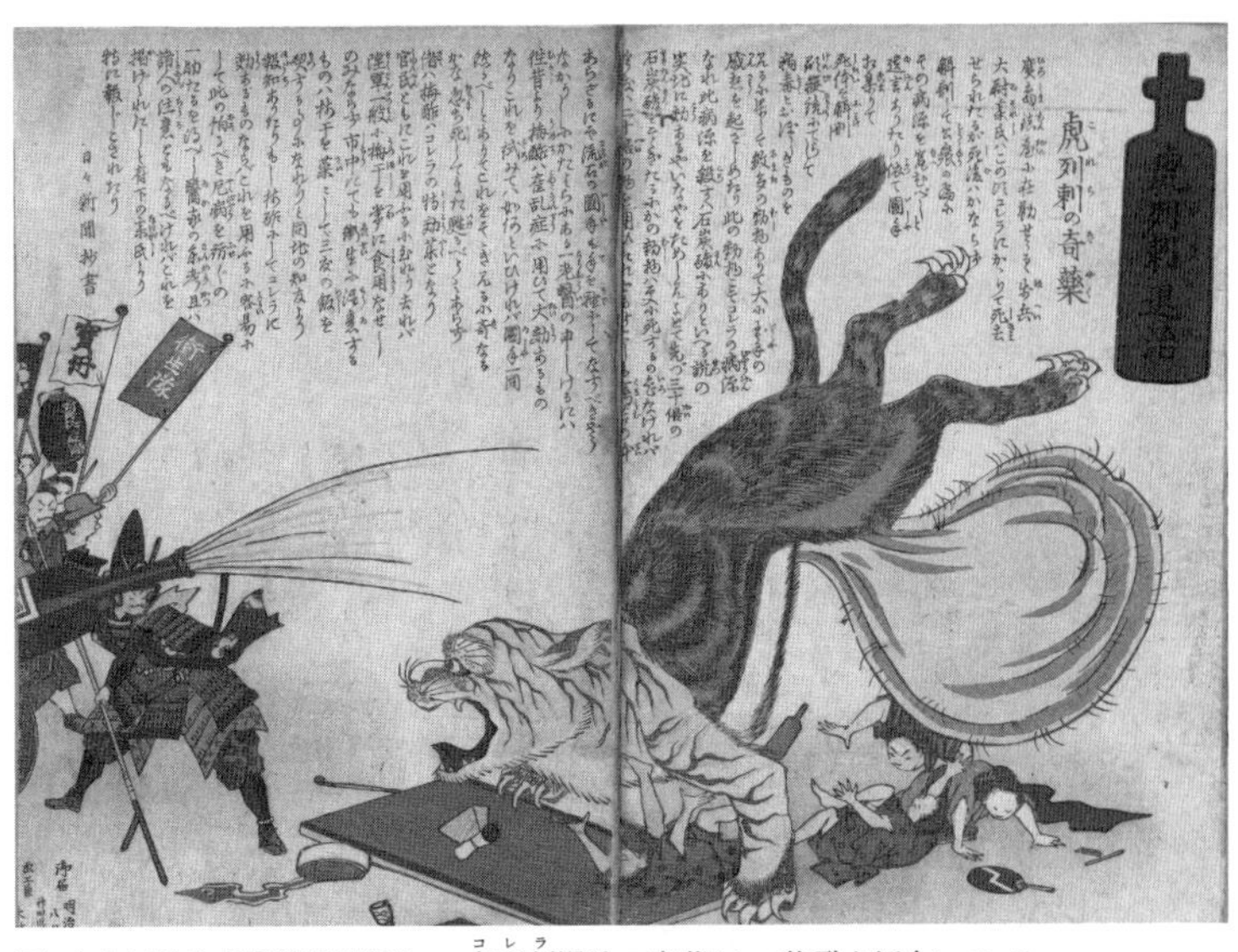

図1　大村竹次郎「虎列刺退治」 虎列刺退治の奇薬として梅酢を紹介している。
（1886［明治19］年，東京都公文書館）

対応は、江戸幕府のそれとは明らかに違っていた。コレラの侵入を防ぐため、外国との主要窓口である神奈川、長崎、兵庫に伝染病専門の病院を設置。入国する船舶の乗客や荷物を検査し、コレラ患者が発見された場合には速やかに専門病院へと移送させたのである。また、横浜港、神戸港には消毒所も設けている。さらに一般の人々に「虎列刺病予防心得」などを発布し、個々人で可能な予防法（清掃、消毒等）の指針を提示している。

　このように長与の帰国からわずか数年で、日本の衛生行政は大きく転換した。近現代的なシステムが培われていったのである。

高木兼寛による看護教育制度の確立

もう一人の注目すべき留学生が高木兼寛[★3]である。高木は、医師として脚気の予防や治療に取り組み、その成果がビタミンの発見につながったため、「ビタミンの父」とも呼ばれている。しかし、高木にはほかにも大きな功績がある。その一つが、職業としての看護の確立と看護教育の整備である。

江戸時代までの日本では、職業として傷病者を世話し、治療の補助をする「看護」という制度は、ほぼ確立していなかった。唯一「産婆」だけが世間一般に広く認知されていて、急なお産の際には大名行列を横切ることも許可されていたという。日本最初の看護師といわれる杉本かねは、戊辰戦争の際に看護師として働き、その五年後には、順天堂医院看護婦取締となっているが、まだまだ一般向けの看護師の専門教育などは進んでおらず、職業としての

長与専斎 ながよ せんさい
1838（天保9）-1902（明治35）

医師、衛生行政官僚。肥前大村藩の藩医の子として生まれる。1854年、大坂の適々斎塾に入門。1861年、長崎に赴き、ポンペに師事しオランダ医学を学ぶ。1871年、岩倉遣欧使節団に随行して渡欧し、西欧の医学教育を視察する。帰国後、文部省医務局長、内務省衛生局長を歴任し、衛生行政の基礎を築いた。

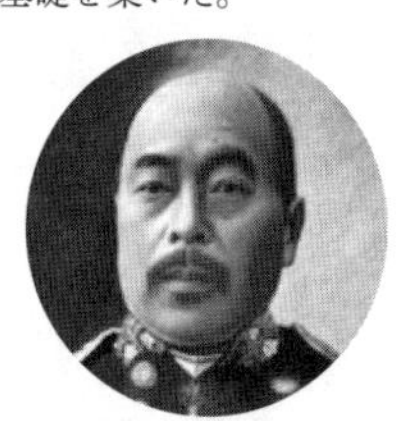

高木兼寛 たかき かねひろ
1849（嘉永2）-1920（大正9）

海軍軍医。薩摩藩郷士の子として生まれる。1869年、薩摩藩が創設した鹿児島医学校に入学し、英語と医学を学ぶ。1875年、ロンドンのセント・トーマス病院医学校に留学。帰国後は東京海軍病院長、海軍省医務局長、海軍軍医総監（海軍軍医の最高階級）を歴任した。

看護師制度が定着しているとは言い難い状態だった。そのような中、看護の重要性を広め、看護師の教育に心血を注いだのが高木兼寛なのである。

高木は薩摩藩士の子として生まれ、やがて西洋医学の道に進む。十八歳のときに戊辰戦争が起こり、高木も医師として従軍。そのとき、次から次へと運ばれてくる兵士たちに対し、麻酔などを駆使しながら手際よく治療していく西洋人の姿を見て、大いに心を動かされたという。彼が目にしたのが、前述の西洋医師ウィリスである。

明治に入り、海軍軍医となった高木は、一八七五年にイギリスに留学。セント・トーマス病院（St. Thomas' Hospital）医学校に入学して、当時最先端の医学を学んでいる。このセント・トーマス病院医学校には看護学校が併設されており、ここで献身的に働く五十代の女性の姿が、彼の心に深い感銘を与えたという。その女性こそ、フローレンス・ナイチンゲールその人であった。彼女は、クリミア戦争で献身的に働いたのち、セント・トーマス病院内に看護学校を設立。熱心に看護師の教育に携わっていたのである。

こうしてセント・トーマス病院医学校留学中に最新の医療技術と知識を学び、優秀な成績で卒業した高木は、同時に看護教育の必要性とナイチンゲールの患者に対する真摯な姿勢も学んでいった。帰国時に高木はコネチカット看護学校委員会編纂の『Handbook of Nursing』

★3　高木兼寛については、日本看護協会出版会WEBサイト［教養と看護］内の記事、「高木兼寛が追い求めた理想—東京慈恵会医科大学附属病院とナイチンゲール病棟」に詳しい。

という本を持ち帰っているが、これはナイチンゲールの著書『Notes on Nursing（看護覚え書き）』を元にして書かれたものだといわれている。

高木の留学中（一八七五〜八〇）、日本国内でも、看護に関する重大な事件が起こっているので付記しておこう。一八七七年、西南戦争が勃発すると、傷病者を救護し、その苦痛を軽減するために「博愛社」という団体が設立された。これがのちにジュネーヴ条約に加盟し「日本赤十字社」[★4]となる。かつてヨーロッパでは悲惨な戦争の中から、ナイチンゲールやアンリ・デュナン（Henri Dunant）らが出て、新たな医療、看護の息吹が芽生えはじめたように、日本でも戦争がきっかけとなり、新たな活動の輪が広がりはじめていたのだ。

高木は、帰国するとすぐに海軍中医監、東京海軍病院長に就任した。翌一八八一年には民間の医学団体・成医会を結成し、同年に成医会講習所（東京慈恵会医科大学の前身）を設立。さらにその翌年には有志共立東京病院も立ち上げるなど、精力的に活動を繰り広げた。そして、一八八五年には、ナイチンゲールの志を日本に根づかせるべく、有志共立東京病院に看護婦教育所を開設した。アメリカから看護師リード（Reade）を招聘し、本格的な看護師の教育に着手したのである。

そして、高木の熱き思いが一つの起爆剤ともなり、こののち看護師の教育機関が次々と立ち上がっていく。一八八六年には同志社の創立者・新島襄が、ナイチンゲール方式の看護法を習得したアメリカの宣教師リンダ・リチャーズ（Linda Richards）[★5]を招き、京都看病婦学校を設立している。また同年、桜井女学校看護婦養成所が発足。こちらではナイチンゲール看護学校出身のイギリス人アグネス・ベッチ（Agnes Vetch）らが活躍した。その四年後の一八九〇年には日本赤十字社看護婦養成所も発足している。

この段階では、各教育機関が独自の教育を進めているだけではあったが、それぞれに最新の教授内容を取り入れ、看護教育が徐々に充実かつ一般化しはじめる。ちなみに、国が「看護婦規則」を定め、「看護婦」という名称やその資格等の統一基準を規定したのは、一九一五年、ナイチンゲールの死の五年後のことであった。

国際社会にはばたく日本

幕末から明治にかけて、西洋諸国との結びつきを強め、急激な近代化を遂げた日本は、よかれあしかれ国際社会の中に組み込まれていく。一八九四年には日清戦争が起き、「戦争」という名の国際紛争にも足を踏み入れることになる。

この日清戦争は、衛生や看護の分野でも大きな転機となる事件であった。国境を越えた人

★4　アンリ・デュナンについては、本書一一七頁「アンリ・デュナンとナイチンゲール─赤十字の創設者が抱いたナイチンゲールへの思慕」を参照。

★5　リンダ・リチャーズについては、本書一三五頁「エリザベス・ブラックウェルとナイチンゲール─看護教育における接点と分岐点」も参照。

の動きによって、コレラ、赤痢、トラコーマ（trachoma）などの伝染病が流行。それに対し政府は、長与専斎の後継者とされる後藤新平が中心となり、帰還兵のための検疫所を設けるなどの対策を打ち出した。このとき広島に設けられた検疫所では、七百弱の艦船、二十三万を超える人を消毒した。世界的にみても最大級の検疫所であったという。

一方、看護の世界でも、日清戦争の戦時救護に日本赤十字社の看護婦らが中心となって活躍した。また、トラコーマの流行対策として、一九〇五年、岐阜県の小学校に初めて「学校看護婦」が置かれている。高木兼寛らが蒔いた看護教育の種が花を咲かせ、実践的な看護が徐々に浸透していったのである。

その後も日本は国際紛争の荒波へと漕ぎ出していく。一九〇四年、日露戦争が起こり、勝利を収めた日本が韓国を併合したのが、ナイチンゲールの没年にあたる一九一〇年である。その間、野口英世のように海外雄飛して活躍する日本人も現れたが、政治的には二度の大戦へと進むなど混迷の時代を迎えていく。良きにつけ悪しきにつけ、日本は国際社会に進出していくようになったのである。

十九世紀イギリス社会における移民とナイチンゲール

滝内 隆子

滝内　隆子　たきうち・たかこ
金沢医科大学看護学部 教授
二〇一〇年 愛知学院大学大学院総合政策研究科総合政策専攻博士課程修了、博士（総合政策）。主たる研究テーマは看護管理者教育・看護技術教育史、養護教諭成立史。二〇一六年より現職。
著書・著作に『看護職としての社会人基礎力の育て方』（共著）（日本看護協会出版会）、『日本の看護のあゆみ―歴史をつくるあなたに』（共著）（日本看護協会出版会）、『看護技術の教育史―占領期の看護技術教育』（看護の科学社）など。

※本論稿は「看護歴史研究」第一巻（二〇〇二）に所収の「ナイチンゲールと19世紀のイギリス社会―ナイチンゲール時代の英国の移民」（引用文献▼1）に一部加筆・修正したものである。

フローレンス・ナイチンゲールが生きた一八二〇〜一九一〇年を前後する一八一五（ナポレオン戦争勃発）〜一九一四（第一次世界大戦勃発）年の一世紀は「移民の世紀」と呼ばれ、本国イギリスから植民地であったアメリカ、オーストラリア、ニュージーランド、カナダ、南アフリカなどに移民として人口が流出した。

この移民の中に結婚適齢期の男性が多く含まれていたことが一つの原因になり、フローレンス・ナイチンゲールが二十歳の一八四〇年頃から、結婚適齢期にある女性人口の過剰現象が表面化する。しかもこの「余分の女性（surplus women）」と呼ばれた人々は、中産階級上層部の生まれよき、いわゆるジェントルウーマンに集中していた。中産階級では女性は「家庭の天使」であることがよしとされ、未婚であることや職業をもつことは身分を損なうこととして否定されていた。そのため、中産階級の女性たちの生活は、結婚前は父親に支えられ、結婚後は夫に依存し、独身でとどまれば未婚の伯母・叔母として兄弟に養われるなど、常に経済面を含めて男性に依存した生活を送るようになっていた。

しかし、十九世紀には慢性的な不況により、中産階級といえども没落する状況が出現した。その結果、女性たちは父親や兄弟に依存した生活を送ることができなくなり、経済的に自立することが求められるようになった。けれども、身分を損なうことなく就ける職業はガヴァネス（家庭教師）に限られていた。看護師については、チャールズ・ジョン・ハファム・ディケンズ（Charles John Huffam Dickens：一八一二〜七〇）が描いたあの悪名高いギャンプ夫人に代表されるような、無知で品性下品な下層階級の女性が就く職業と認識されていた。

以上のことを踏まえ、本稿では、女性が職業をもつこと自体が社会的によしとされなかったナイチンゲールが生きた時代に、中産階級出身者を含めて「余分の女性」がガヴァネスなどの職業をもつようになったこと、また看護師という職種を社会が受け入れた背景を、移民の視点からとらえていく。

移民の状況

移民は、コロンブスが新大陸を発見したのと同時に始まる。イギリスでは十六世紀後半のエリザベス女王時代に、主に当時社会問題になっていた大量の失業者・浮浪者による本国負担を軽減させるために新大陸への植民を推奨したことに始まる。その後、十七〜十八世紀は貧困や宗教弾圧を原因とした貧しい独身男性の年季契約移民が多い。また、イギリスはフランス、オランダとの間で断続的な戦争を繰り返した結果、戦後は失業した兵士と犯罪件数の増加が社会問題となり、この解決のために移民が行われている。アメリカやオーストラリアへの囚人移民がこれにあたる。さらに、イギリスではヨーロッパに先駆けて地主によるエン

表 1｜イギリス諸島からの移民（1835 〜 69）

年	カナダ	アメリカ	オーストラリア その他
1835-39	🚹	🚹	(½)
1840-44	🚹🚹	🚹🚹	🚹
1845-49	🚹🚹	🚹🚹🚹🚹🚹🚹🚹	🚹
1850-54	🚹🚹	🚹🚹🚹🚹🚹🚹🚹🚹🚹🚹🚹🚹	🚹🚹
1855-59	🚹	🚹🚹🚹🚹🚹	🚹🚹
1860-64	🚹	🚹🚹🚹🚹🚹	🚹🚹
1965-69	🚹	🚹🚹🚹🚹🚹🚹🚹🚹🚹	🚹

人形 1 つがイギリスからの移民 10 万人を表す。

（松村昌家，井野瀬久美惠：祖国イギリスを離れて―ヴィクトリア時代の移民，p10，本の友社，1997 より改変）

クロージャー（土地囲い込み）が進み、高騰した地代を払えない農民が移民となっている。

十九世紀に入ると、産業革命の進展と一八一五年のナポレオン戦争の終結による五十万人の兵士の除隊、軍需産業の縮小に伴う失業者の発生に伴い移民は活発化し、「移民の世紀」とまで呼ばれるようになる。

具体的に移民先と人数をみると、全体としてはアメリカへの移民が最も多い。「余分の女性」が表面化する直前の一八三五〜三九年はカナダ、アメリカへの移民は約十万人、オーストラリア・その他へは約五万人であるところが、「余分の女性」が表面化した以降をみると、一八四〇〜四四年は、各国とも約二倍に増加している。一八四五～四九年ではカナダへは約二十万人、オーストラリア・その他へは約十万人と変化はないが、アメリカへは約七十万人と三・五倍に大きく増加している。次いで一八五〇～五四年では、カナダは増加していないが、アメリカは約百二十万人に増加している[2]（**表1**）。アメリカに限らず一八四〇年以降に急激に移民数が増えているのは、アイルランドのジャガイモ飢饉が原因である。

なお、一九一二年に数百人のアイルランド人移民を乗せてアメリカに向かった巨大客船〈タイタニック号〉が沈没したのは、移民の世紀が終了しようとしている直前である。

いずれにしても、移民先の国によって多少の諸事情は相違するが、生産性の高い労働力である結婚適齢期の男性が求められたこと、また、渡航費用の高さや移民先の治安の悪さなどが影響し、家族で移民するのではなく単身で移民したことが、「余分の女性」を生んだ一つの原因になっていると考えられる。

十九世紀における未婚女性の過剰状況

「余分の女性」が表面化するのは一八四〇年代である。ナイチンゲールは当時二十歳であり、その意味では彼女も「余分の女性」の一人であったといえる。とはいえ、「余分の女性」が誕生した原因は、先に述べたように一つは移民にみられる海外移住に関する両性間の人数の相違である。二つ目はトラファルガー海戦やワーテルローの戦いなどの戦争と、十五歳までの男性の死亡率が圧倒的に女性を上回っていたことなどによる男女間における死亡率が相違していたこと、三つ目は上流および中産階級男性の晩婚化傾向である。このようなことが原因して、適齢期にある女性の数に見合うだけの適齢期の男性の数が大幅に減少した。

なお、中産階級男性の晩婚傾向については、慢性的な不況が続いていた当時、中産階級といえども経済的に不安定な状態で、しかも女性は男性に依存して生きることが社会通念であったため、男性自身が経済的に安定していなければ結婚に踏み切ることが困難だったからではないかと考える。

具体的に女性人口の過剰状況をみると、一八三一年は約三十一万人、その中の三十パーセントが二十~四十歳の結婚適齢期の未婚女性で、しかも中産階級が多い。したがって、ナイチンゲールが看護学校を設立する一八六〇年頃には困窮した中産階級の未婚女性が多く存在したことになる。一八七一年は約六十万人（五十九万四千三百九十八人）、さらに二十年後の一八九一年には約九十万人（八十九万六千七百二十三人）で、その内訳は二十代が約三十一パーセント（二十七万九千六百九十九人）、三十代が約十三パーセントであった。そして移民の世紀が終わろうとしている一九一一年には、一八五一年の約二・六倍の約百三十三万人（百三十三万八千六百二十三人）に増加している。[3] このような未婚女性の過剰が社会状況として六十年以上も継続したことが、生涯未婚のまま生きることが女性の選択肢の一つとして社会的に認知されるようになったのではないか。また、経済的困窮状態も重なり、結婚以外の生き方として職業をもち自活する必要性に迫られ、その結果としてガヴァネスに代表されるような職業女性が出現したのではないとかと考える。

女性移民と職業

女性が職業をもつための動きは、一八四一年にガヴァネスの「互恵協会」が設立され、雇用口開拓と女子教育の向上が目指される。次いで、一八四七年にはガヴァネスのための夜間講義の開始、一九四九年にはガヴァネス育成のための女子教育機関が設立されるなどガヴァネスの養成が行われる。そしてナイチンゲールが看護学校を設立する一年前の一八五九年には「女性雇用促進協会」が設立されている。しかし、ガヴァネスの養成数に見合うだけの雇用先をイギリス本国だけに求めることが困難であったこと、また、移民先がガヴァネスを求めていたこともあり、一八六二年に「中産階級女性移民協会」が設立され、その協会を通して主にオーストラリアなどの植民地を中心に、経済的に困窮した中産階級を含めた「余分の女性」たちがガヴァネスのなどの労働者として移民した（図1）。

なお、映画「アンナと王様」は、イギリス人の中産階級の未亡人であるアンナがシャム（現在のタイ国）の国王のもとにガヴァネスとして行く物語である。この物語は、本人であるマーガレット・ランドンによって『シャム宮殿のイギリス人ガヴァネス』として一八七〇年

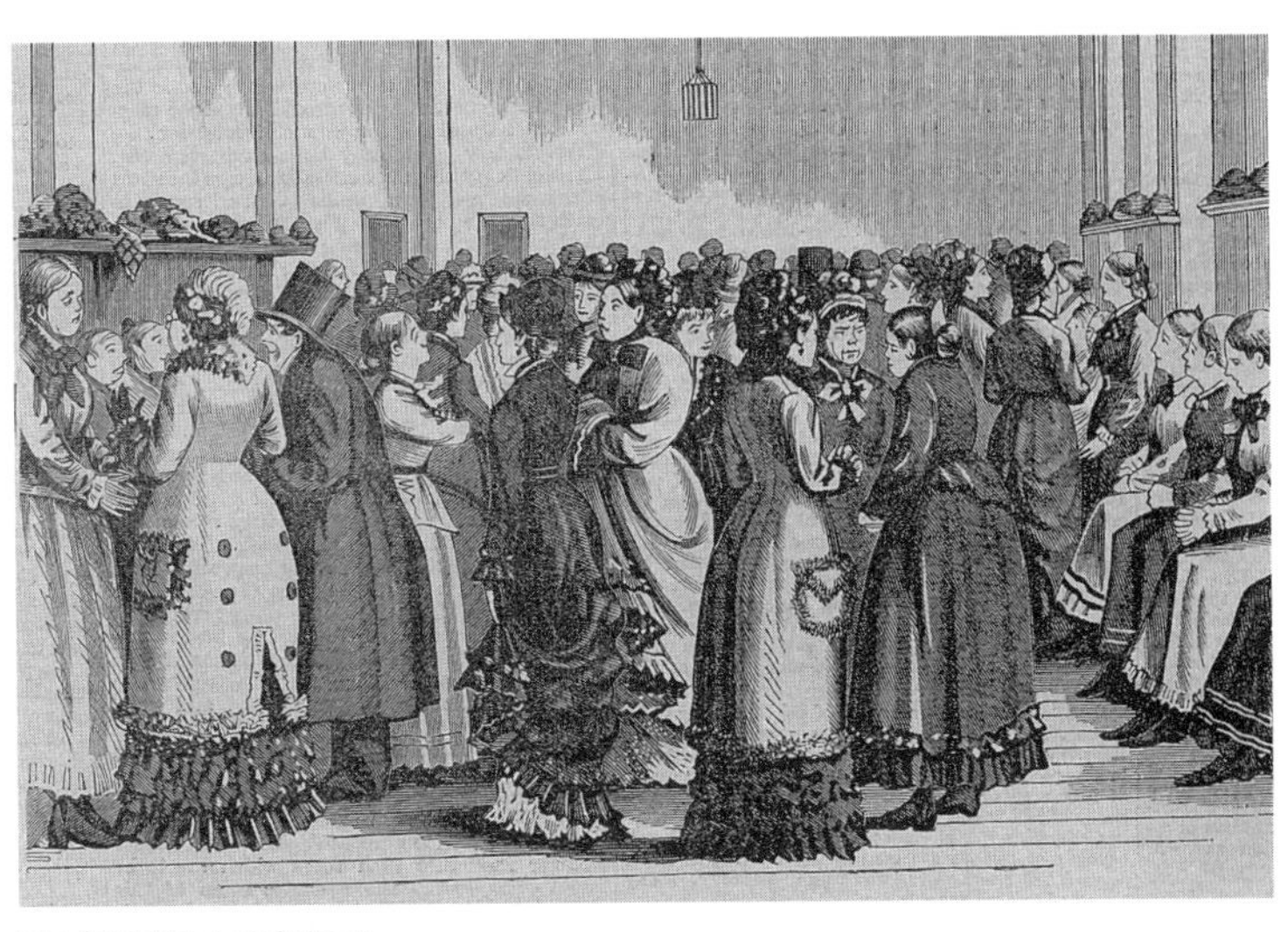

図1　移民局での雇用の日
若い女性の移民が移民局の「採用室」に座り、仕事のための面接を待っている。
（Hyde Park Barracks, 1872 (detail); State Library of NSW）

に書かれたものであるが、アンナがシャム行きの船上の人となったのは、一八六二年の「中産階級女性移民協会」設立の年である。

その後、この協会は「植民地移民協会」に吸収され、一八四四年には「連合イギリス女性移民協会」に名称を変更する（さらに一九〇一年に「イギリス女性移民協会」と名称変更）。一九二〇年には「女性の移民ならびに海外職業斡旋協会」になり、中産階級の女性だけでなく、下層階級の女性も移民として送り込むようになる[4]（**図2**）。

移民した女性たちの職業は、ガヴァネスだけでなく、移民先が求めていたこともあり、家事労働や工場労働あるいはお針子など多岐にわたっている。これらの女性は主に労働者階級出身で

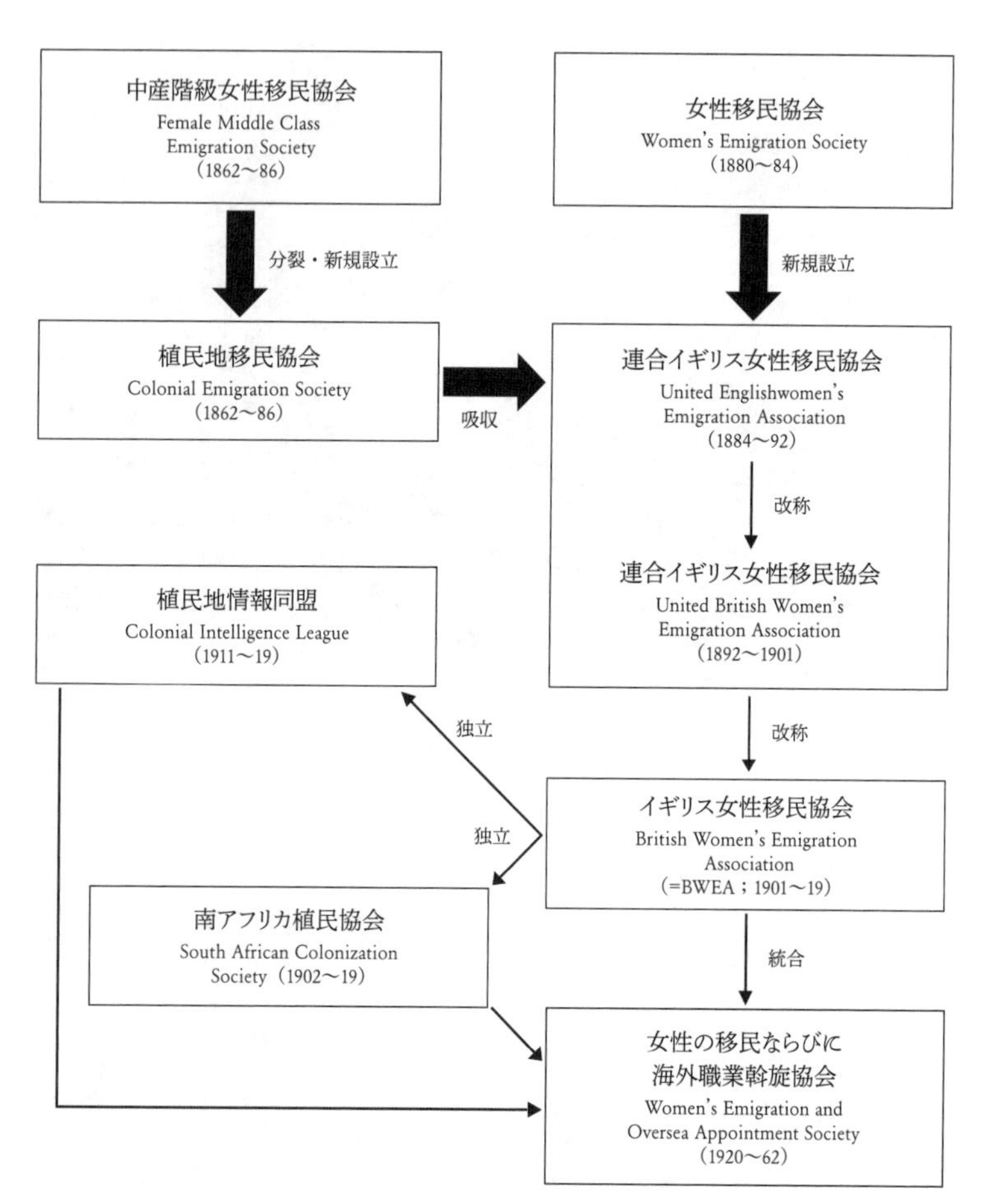

図2　女性移民協会の変遷（1862 〜 1962）
（Una Mork : New Horizon : A hundred years of women's emigration，p.xi，1963 /
井野瀬久美惠：なぜ女たちは海を渡ったのか?―「イギリス女性移民協会」の年次報告書を中心に，甲南大学紀要 文学編，81：104，1991）

ある。その他、独身男性の移民が多かったため、彼らの花嫁として「余分の女性」たちを移民させている。

一九〇七年にカナダに移民した独身女性四百二十三人の内訳をみると、召使い（Servants）が百六十六人、工場労働者（Industrial Workers）が百二十二人、お針子（Dressmakers）が二十二人などである。一九一〇年では、最も多いのは召使いで百四十五人、工場労働者が五十人、小学校などの教師（Teachers）が二十四人、**看護師**[★1]**（Nurses）が十人**、その他婦人服や帽子の仕立て屋（Dressmakers & Milliners）などとなっている。一九一二年では家事労働者（Domestics）が二百八十六人、**看護師が十八人**、教師が十四人などである[▼5]（ゴシック体は筆者による）。

これらの職業はすでに、例えば一八七五年に「婦人シャツ・カラー製造業者組合」、一八七七年に「婦人仕立て屋労働組合」などが設立されていることから、職業として認められていたと考えられる。しかしその一方で、職業欄にミドルクラス&ビジネス（Middle Class & Business）、教養ある婦人（Educated Women）と明記されている。これらの女性は、カナダな

★1 看護職の名称は、「保健婦助産婦看護婦法の一部を改正する法律」などによって、二〇〇七年に保健婦・士、看護婦・士、准看護婦・士についてその名称が男性と女性で異なっているものを統一し、その専門性を表すにふさわしい名称に改めること、また、資格の名称を統一することにより、医療の現場において女性と男性が共通の名称の下に等しく専門性を生かす男女共同参画の社会性の形成に資するものであることを目的に「保健師」「助産師」「看護師」「准看護師」に名称が変更された。そのため本文中では引用文献の記載表現以外は「看護師」と明記した。

表2｜カナダへ移民した女性の職業

年	1907[*1]	1910[*2]	1911[*3]	1912[*4]
Industrial Workers	122人	50人		
Dressmakers	22人	12人	7人	4人
Milliners	2人			
Servants	166人	145人		23人
Laundresses	13人	2人		
Laundry Workers				3人
Middle Class	67人			
Middle Class & Business		74人	6人	5人
Ladies	31人			
Tailors		1人		
Nurses		10人	18人	24人
Teachers		24人	14人	34人
Educated Women		60人	195人	99人
Domestics			286人	
Factory Workers			2人	
Stenographers				8人
⋮				
女性移民の合計		927人	1086人	1126人

*1：BWEA[†], Annual Report, p.13.　*2：BWEA, Annual Report, p.16.
*3：BWEA, Annual Report, p.15.　*4：BWEA, Annual Report, p.16.
[†] British Women's Emigration Association

（井野瀬久美惠：なぜ女たちは海を渡ったのか?―「イギリス女性移民協会」の年次報告書を中心に，甲南大学紀要 文学編，81：115～116，1991より改変）

どの植民地が自治領になると、本国イギリスの文化や宗教などを伝える「帝国の使者」としての役割を担わされた人々である。

その後、職種別人数に変動はあるが、職業の種類に大きな変動はなく、一九一二年に速記者（Stenographers）が職種として増えている（**表2**）。

看護師の移民については、オーストラリアのニュー・サウス・ウェールズの政府の植民地官僚をしていたヘンリー・パークスからナイチンゲールに看護に関する協力要請が届き、ナイチンゲール看護学校の卒業生であるルーシー・オズバーン★2が一八六八〜八四年の間、シドニーに移民している。ヘンリー・パークスからの依頼文は、「当植民政府は、管理のいきとどいた英国の病院で看護婦として、しっかりした習練をつんだ女性四人の方に仕事をしていただきたい希望を持っております。この看護婦の方々はシドニー病院で必要なので、当地へ到着されるまでにアパートを用意いたしますが、当方の希望としては、同院での勤務中、ほかの女性要員のために病院内での指導者として監督誘導の任に当たっていただきたい次第です。換言いたしますと、このような方法によって病院要員の養成機関を創設し、ひいては他方にも類似の慈善施設ができるようにしたいという所存なのです。この種の公共慈善施設の監督の衝にある長官として、小生自身、前記のごとき看護婦の選任かたご援助を賜わりたく、

★2　ルーシー・オズバーンについては、本書六三頁「オーストラリアにおける近代看護の幕開け—ルーシー・オズバーンが築いた礎」を参照。

ここにつつしんで、ご高配をお願い申すわけです」[6]となっている。

同じくナイチンゲール看護学校の卒業生であるアリス・フィッシャーは、「フィラデルフィアのブロックリ病院の婦長となって看護婦学校を設立してもらいたいという招請」[7]を受けて、一八八四年に渡米している。

植民地への看護師派遣

一八九六年には、植民地にいるイギリス人の生命を守る目的で、民間団体である「植民地看護協会（Colonial Nursing Association）」が設立され、イギリス政府の意向を受けて植民地の病院に看護師が派遣されている。看護師は現地の植民地病院に勤務するホスピタル・ナースと、植民地のイギリス人居留区に勤務するプライベート・ナースに大別される。★3「植民地看護協会」の看護師委員会が提示した看護師の応募条件は、病院勤務が三年以上あることと助産師の心得があること、年齢の上限は地域によって差があり二十五〜三十五歳、書類選考の後、面接と身体検査が実施され、これらをクリアすれば「植民地看護協会」の看護師として登録され、ポストに空きが出れば渡航の手続きがとられることになっていた。[8]

この協会は設立から四年半ほどの間に五十八人の看護師を、十年間で二百十五人を派遣している。派遣地域はガーナのアクラ（ガーナの首都）、ケープコースト、ナイジェリアのラゴス、カラバルなどの西アフリカや、セイロン（現在のスリランカに存在したイギリスの植民地）、セネガル、香港、シンガポールなどである。中でも、マラリアによる死亡率の高さから「白人の墓場」と呼ばれた西アフリカへの派遣が多く、熱帯病に関する三か月間の研修を受講した者を派遣した。▼9・★4

これまで述べてきたように、イギリスでは長らく、中産階級以上の女性には「家庭の天使」として家庭内にとどまることが求められ、職業に就くことはむしろ不幸なこととみなされていた。また、もし自活せねばならぬ中産階級の女性が職業に就く場合は、ガヴァネスのみが対面を失うことなく就くことができる職業とみなされていた。看護師については、ナイチンゲールの改革以前には、病院看護師といえばディケンズが描いたあの悪名高いギャンプ夫人に代表されるような、無知で品性下品な下層階級の女性と認識されていた。また、富裕な人々は自宅療養し、救貧院に入院するのは貧民たちであり、貧民の世話をするのはさらに

★3　ホスピタル・ナースは植民地省の管轄下におかれ、植民地行政府の職員と同じく、給与や住まいなどの待遇はすべて植民地省に委ねられた。「植民地看護協会」の関与は、派遣する看護師の選抜にとどまった。一方、プライベート・ナースは「植民地看護協会」の管轄下におかれ、直接的な監督は各植民地の現地委員会が受け持った。看護師には最低六十ポンドの年収が保証され、宿泊施設も「植民地看護協会」が斡旋した。ホスピタル・ナースとプライベート・ナースの契約は通常三年であった（引用文献▼10）。

★4　この内容に関しては、引用文献▼8の「第五章　西アフリカを志願する看護婦たち―レディと専門職のはざまで」（一六一～一九二頁）に詳細に記述されている。

下層の女性の仕事であった。

　このような状況であったため、中産階級の人たちにとって看護師はジェンティリティを損なうことなく就ける職業としてはみなされなかった。実際、ナイチンゲールの両親もこのことを理由に看護の職に就くことに反対している。

　しかし、植民地そのものがイギリス人の生命を守る使者として看護師を求めたこと、また従来もたれていた無知で品性下品な看護師のイメージがナイチンゲールによって払拭されたことが影響して、十九世紀の後半には看護師が女性の職業の一つと承認され、植民地の求めに応じて看護師として移民したと考える。

＊

　ナイチンゲールが看護学校を設立する約二十年前に、移民が一つの原因になって「余分の女性」が表面化した。その中で多くを占めていたのが、結婚適齢期の中産階級の経済的に困窮したジェントルウーマンであった。彼女らの救済活動として、ジェンティリティを保持でき、かつ収入を得ることができる唯一の職業であったガヴァネスの雇用拡大と養成が開始される。それがきっかけとなり、その後、ガヴァネスだけでなく事務員や仕立て屋、速記者などの職業女性が出現し、その流れの中で看護師も職業化したと考えられる。ただし、看護師が職業化するには、従来の看護師イメージを払拭したナイチンゲールの働きが大きく関与している。そして、例えば、植民地そのものがイギリス人の生命を守る使者として看護師を求めたように、植民地が職業女性を求めたため、彼女たちは本国イギリスだけでなく、カナダなどの植民地にも職場を求めて移民したと考える。

つまり、「余分の女性」の出現で、生涯未婚のまま生きることが女性の生の選択肢の一つとして社会的に認知されるようになり、そして経済的困窮状態にあったこともあって、結婚以外の生き方として就職口をみつける必要性に迫られ、その結果としてガヴァネスに代表される職業女性が出現したのである。ナイチンゲールが看護学校を設立する頃には、多少なりとも看護師という職業に就く基盤はできていたのではないかと考える。

引用文献

▼1 滝内隆子：ナイチンゲールと19世紀のイギリス社会―ナイチンゲール時代の英国の移民、看護歴史研究、一：一一〜一六、二〇〇二

▼2 松村昌家、井野瀬久美惠：祖国イギリスを離れて―ヴィクトリア時代の移民、一〇頁、本の友社、一九九七

▼3 井野瀬久美惠：帝国のレディは植民地へ向かう（上）世紀末イギリスの女性移民と子ども移民、へるめす、四三：一五、一九九三

▼4 井野瀬久美惠：なぜ女たちは海を渡ったのか？―「イギリス女性移民協会」の年次報告書を中心に、甲南大学紀要 文学編、八一：一〇四、一九九一

▼5 前掲書4、一一五〜一一六

▼6 Z・コープ（三輪卓爾 訳）：ナイチンゲールと六人の弟子、一九頁、医学書院、一九七二

▼7 前掲書6、一〇五頁

▼8 井野瀬久美惠：女たちの大英帝国、一六五〜一六六頁、講談社現代新書、一九九八

▼9 前掲書8、一六七〜一六八頁

▼10 前掲書8、一六四〜一六五頁

参考文献

▼1 井野瀬久美惠：帝国のレディは植民地へ向かう（下）レスペクタビリティと博愛主義の破綻、へるめす、四四：一一六〜一三三、一九九三
▼2 河村貞枝：ヴィクトリア時代の伝統的女性像の再考—ミドルクラス女性の海外移住をめぐって、イギリス史研究、二八：二四〜三一、一九七九
▼3 北條文緒：看護婦をめぐる事実と情念．19世紀イギリスの女性たち・ヒロインたち、Women's Studies 研究報告Ⅺ、五三頁、東京女子大学女性研究所、一九九一
▼4 カービー・ミラー、ポール・ワグナー（茂木 健 訳）：アイルランドからアメリカへ—700万アイルランド人移民の物語、東京創元社、一九九八
▼5 山田史郎ほか：近代ヨーロッパの探求①移民、ミネルヴァ書房、一九九八

オーストラリアにおける近代看護の幕開け
——ルーシー・オズバーンが築いた礎

鈴木 清史

鈴木 清史 すずき・せいじ

静岡大学防災総合センター 客員教授

一九七九年 同志社大学経済学部卒業、一九八三年 クィンズランド大学（オーストラリア）人類学・社会学部大学院修了（社会計画発展論修士）、一九九四年 総合研究大学院大学文化科学研究科修了（文学博士）。帝塚山学院大学教授、静岡大学教授、日本赤十字九州国際看護大学・大学院教授を経て現職。専門分野は文化人類学（多民族状況における先住・少数民族にかかわる文化／社会現象、途上国での健康／環境教育プログラムなど）。

著書・著作に『都市のアボリジニ─抑圧と伝統のはざまで』（明石書店）、『装いの人類学』（編著）（人文書院）、『文化が織りなす世界の装い』（共著）（英明企画）、「看護教育から見えるパキスタン─2つの事例から」、アジア研究、九：七九～九四、二〇一四、「オーストラリアの看護師養成教育─大学課程化と登録制度の特徴」、アジア研究、一〇：五七～六六、二〇一五、「オーストラリア・アボリジニと職業としての看護師─同化から文化的安全（カルチュラルセイフティ）の資格へ」、アジア研究、一四：三七～四九、二〇一九など。

日本と赤道を挟んで反対側に位置するオーストラリアには、数万年以前にアジアから移住してきた人びとが生活を営んできた。彼らは狩猟採集に基づく生活を営んでいたため、日常生活の単位となる集団の規模は大きくはなく、物質文化も慎ましかった。そのため彼らの存在はほとんど知られていなかった。

そのような人びとが暮らすこの大陸に十八世紀の後半、イギリスは流刑植民地を開設するために入植者を送り込んだ。多くの人びとが知るオーストラリア史の始まりである。

新しく生まれた植民地では、入植者たちはイギリスを模範として諸制度を整備し、今日に至る国民国家の礎を築いていった。イギリスからもたらされた制度の中には看護と看護師養成も含まれていた。大きな役割を果たしたのはナイチンゲールが設立した看護学校の修了生たちだった。オーストラリアはナイチンゲール流の看護と看護師養成教育が定着した最初の海外事例になった。

以下では、最初の植民地が開設されたニュー・サウス・ウェールズに焦点を当て、オーストラリアにおける近代看護教育と看護師養成教育の草創期を概観する。

植民地での医療の始まり

一月二六日は、オーストラリアでは、この国の始まりの日とされている。これは、一七八八年のこの日に退役海軍将校のフィリップを総督とする最初の入植者たちが、現在オペラハウスが位置している海岸付近に到着したことを記念している。上陸した人びとは総勢千二百人あまりで、そのうち三分の二近くが囚人だった。

この中には医師もいて、上陸直後にテントによる医療施設が設置された。しかし、イギリスから持ち込んだ医療物資は十分ではなかったし、航海中に喪失したものもあった。入植者の間では壊血病や赤痢が発生したうえ、間をおかず天然痘が流行したため、提供できた医療には限界があった。[1]

植民地開拓は容易ではなかったが、それでも一七九三年になると自由移民が認められるようになり、一八五〇年代までに現在のオーストラリアを構成する州の原型が形成された。医療施設は植民地ごとに整備されていったが、提供される医療の質は高いとはいえなかった。十九世紀に入りシドニーでは、酒（ラム酒）商人が病院建設に関与していたことから、完成した施設は「ラム酒病院」とささやかれ、治療の状況から「シドニー殺人屋敷」とも揶揄されていた。[2]

この時期、医師の補助をしていたのは、犯罪の償いとして徴用されていた囚人で、彼らは同性の傷病者の世話をしていた。素人が医療施設の任務についていたのは珍しいことではなかった。サウス・オーストラリア植民地のアデレード病院（一八四〇年開設）では、看護部長（matron）は療養施設長の妻で、彼女の任務は、院内の定期的巡検と傷病者の世話がなされていることを確認することだった。実際の世話をしていたのは八人の女性と二人の男性であった。彼らは傷病者を扱う訓練は受けていなかったし、そのための資格ももっていなかった。女性は独身者あるいは未亡人であった。[3]

一八三八年に、アイルランドのシスターズ・オブ・チャリティ（慈愛修道女会）は五人の修道女をシドニーに派遣した。[4] オーストラリアの看護史においては、彼女たちを「訓練を受けた」最初の「看護師」だとみなすこともあるが、[5] 修道女たちにとって傷病者の世話は伝道活動の一環だった。

傷病者の世話が「看護」という専門の職業として受容され、確立するのは、ナイチンゲールがロンドンのテムズ川沿いにあるセント・トーマス病院に看護学校を開設した一八六〇年以降であった。

ナイチンゲール看護学校からの人材派遣

一八六六年、ニュー・サウス・ウェールズ植民地大臣ヘンリー・パークス（Henry Parkes）

は、ロンドンのナイチンゲールに書簡[6]を送り、シドニーでの医療施設改革のために看護と看護師養成能力のある人物の派遣を依頼した（一八六六年七月二一日付）。宗主国の著名人とはいえ、イギリスからみると地球の真裏に位置する植民地からの依頼は唐突な印象を与えるが、ナイチンゲールはオーストラリアとは少なからずの関係があった。

パークスの書簡の二年前（一八六四年）、ナイチンゲールはイギリス中部のヨークで開催されたイギリス社会科学推進学会の年次総会でオーストラリア先住民に関する論文[7]を発表していた。さらに一八六五年、ナイチンゲールはニュー・サウス・ウェールズ植民地に開設されていた精神科病院の改革提案を行っていた。[8]また、彼女の親族が自由移民として移住し、シドニー郊外で暮らしていた。この人物は、クリミア戦争後に設立された「ナイチンゲール基金」の運営にも関与していた。この人物を通してナイチンゲールには植民地の情報が入って

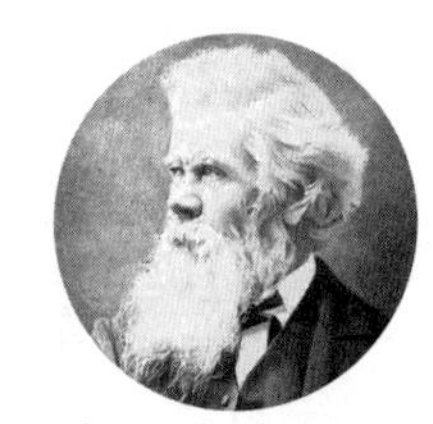

ヘンリー・パークス
Henry Parkes, 1815-96

オーストラリア植民地時代の政治家で、ニュー・サウス・ウェールズ植民地の首相を5期16年務めた。教育改革に力を注ぐ一方、自由貿易を信奉し、オーストラリア大陸の鉄道網拡充を推進した。晩年には連邦結成運動のイニシアティヴをとった。

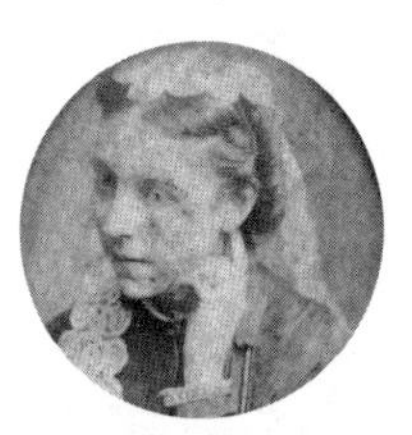

（From the collections of the State Library of New South Wales [a928870 / MIN 283](Mitchell Library)）

ルーシー・オズバーン
Lucy Osburn, 1836-91

イギリス・リーズ生まれ。ナイチンゲール看護学校で学ぶ。修了後、訓練を受けた5人とともに渡豪し、看護師の養成学校を開校。その後、シドニー診療所（現在のシドニー病院）の女性管理者に任命された。オーストラリアにおける近代看護の創始者と呼ばれている。

いたようである。[8]

パークスへの依頼に、ナイチンゲールはオーストラリアからは重要な支援を受けていることに触れながらも、イギリス内でも同じような要請があるため依頼にすぐさま応えられる余裕はないと述べ、謝罪している。一方で、看護師養成は病院での訓練を前提とするのが望ましく、人材派遣について検討するよう看護学校の学監（matron）に指示したこと、派遣するときには同じ訓練を受けた同行者が「四人」いることが望ましいとも述べている。そして、返信には『病院覚え書き』（Notes on Hospitals）を同封すること、自分の健康がすぐれないため寝込むことが多いことに触れて、手紙を締めくくっている。[6]

返信を受け取ったパークスは、ナイチンゲールの植民地への関心についての謝辞と、医療施設建設への助言を取り込むことを述べている（一八六六年一二月二四日付）。その後も二人の間でやりとりは続くが、建設予定の医療施設が話題になることが多かった。そしていつの間にか、ナイチンゲール看護学校は「ナイチンゲール基金」を利用してオーストラリアに人材を派遣することを決めた。選ばれたのはルーシー・オズバーン（Lucy Osburn）であった（以下、ルーシーと記す）。

ルーシーは一八三六年、イギリスのリーズに生まれた。父親はエジプト学者で、家族で海外にまで旅行することもあり、娘のルーシーは数か国語に精通していたといわれている。十代の終わりから二十代の半ばにかけて傷病者の世話に関心をもったルーシーは、ヨーロッパ大陸のいくつかの病院施設を訪問した。そして一八六六年、両親の反対を押し切って、ルーシーはナイチンゲール看護学校に入学する。途中体調を崩すこともあったらしいが、一八六七年九月に課程を修了した。渡豪の二か月あまり前のことだった。[9]

ルーシーの派遣を決めた人物については、二つの説がある。一つは看護学校生だったルーシーを気に入っていたナイチンゲールが選んだという説、[10]他方は看護学校学監のワードローパー（Wardroper）が選出したという説である。[11]どちらの説にしても共通しているのは、ルーシーが派遣の候補者として選ばれたのが看護学校に入学して一か月も経過していないときだったということ、成績は優秀で、「淑女」然としており、傷病者の世話を経験していたことが評価されたということである。

一八六〇年に開学した看護学校は、一八六六年の段階で百二人の修了生を送り出していた。そしてこの時期、看護学校修了者で看護師としてイギリス国内で勤務していたのは五十人ほどといわれている。[12]ルーシーと五人の修了生の計六人がシドニーに派遣された事実は、ナイチンゲールたちがオーストラリアに期待するところが大きかったことを示しているのかもしれない。

ナイチンゲールの看護と看護師養成教育の移植

一八六八年三月五日、ルーシー・オズバーンは、メアリ・バーカー（Mary Barker）、ベッシー・チャント（Bessie Chant）、エリザ・ブランデル（Eliza Blundell）、アニー・ミラー（Annie Miller）、そしてハルダン・テュリフ（Haldan Turriff）の五人の看護師とともにシドニーに到着した。全員ナイチンゲール看護学校の修了生であった。ルーシーは統括役で、招聘されたシドニー診療・療養所（The Sydney Infirmary and Dispensary）の看護監督者に指名されていた。

ルーシーたちが到着したとき、シドニー診療所（図1）には上水設備はなく、床下を下水路が流れていた。病室には悪臭が立ち込めており、患者たちは尿で汚れたベッドに寝かされ衰弱していた。所内ではゴキブリが這い回り、夜になるとネズミが出没していた。退院した患者は、この施設で再度の治療を拒むほど施設の状況はひどいものであった。

ルーシーたちにとって施設の改善が最初の課題であったが、着手しようとした矢先、シドニーで大きな事件が起きた。イギリス領巡幸途中でシドニーに滞在していたヴィクトリア女王の次男で王位継承順位第二位のアルフレッド王子が暗殺されそうになり、背中を銃で撃たれ負傷したのである。ルーシーたちがシドニーに到着してちょうど一週間目に当たる一八六八年三月一二日のことであった。王子が収容されたのは別の医療施設だったが、王子の看護にはルーシーたちが駆り出された。そのときの彼女たちの働きぶりが現地の人びとに評価されることになった。

シドニー診療所に戻ったルーシーらは、矢継ぎ早の施策を打ち出していく。施設の環境改善はもとより、これと並行して彼女たちが行ったのは、ナイチンゲールの下で習得した看護と看護師養成教育の導入であった。診療所と療養所では、清潔、換気、滋養のある食事、そ

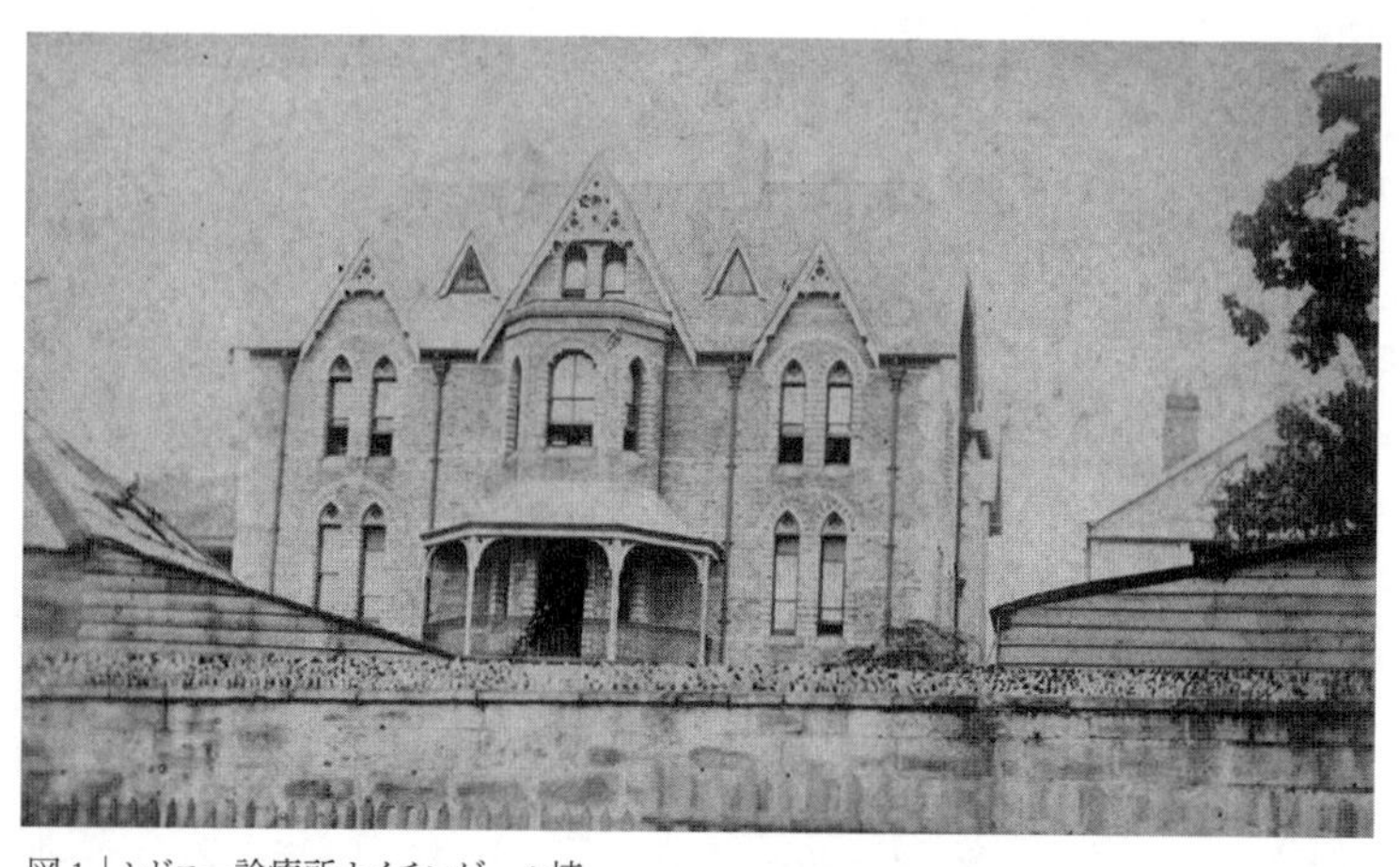

図1　シドニー診療所ナイチンゲール棟
(Nightingale Wing, Sydney Infirmary, Macquarie Street c1869-74. By Walter Chaffer. From the collections of the State Library of New South Wales［a089178 / SPF/178］(Mitchell Library))

して効果のあるケアからなる看護を行うようにし、[13]並行して看護人材育成を実行した。採用したのは、ナイチンゲール自身が名づけたわけではないが、後世になって「ナイチンゲール的看護師養成法（Nightingale method of training：ナイチンゲール・メソッド）」と呼ばれた手法であった。看護師候補の生徒たちは、看護学校統括者の学監を中心にした徒弟的関係の下で、病院内の実践で看護を学んだ。[14]そして、ルーシーたちが赴任した年の一二月末には、十六人の第一期生が生まれていた。修了生は、医師らを補助していた男性や、患者と不正な関係にあるとされた女性担当者らを排し、訓練を経た専門家として任を担うようになった。

ルーシーたちは短期間で成果を上げていったが、シドニー診療所では様々な障害に直面している。特に、診療所の責任者で医療担当者だったアルフレッド・ロバーツ医師は、ルーシーらの提案をことごとく却下した。施設の改善は修了生を送り出した年末になってもなされていなかった。

彼はルーシーの私生活にも干渉し、ルーシーの信仰するキリスト教宗派がイギリスの主要な宗派と異なることを責めた。ロンドンから同行してきた看護師たちの中には、施設内で色恋沙汰を起こし、ルーシーを悩ますこともあった。またルーシーへの嫉妬から、ルーシーを中傷する告発文をロンドンのナイチンゲールに送付するということもあった。

そのような状況にあっても、ルーシーの業績は評価されたのだろう。最初の契約期間の三年が過ぎようとしたとき、ルーシーには更新依頼がなされている。これに対して、ルーシーは同行した看護師のうち、三人の契約更改がなされないことを条件にして依頼に応じると返答し、それが実現している。[▼15] ただ、ルーシーのこの要求は、ロンドンのナイチンゲールの不興を買ったといわれている。

ルーシーにとって最大の試練は、一八七三年にロバーツ医師がルーシーの病院運営がナイチンゲールの教えと手法から逸脱しているとして王立委員会（Royal Commission）に提訴したことであろう。ルーシーを招聘したときから重用していたパークスは、ナイチンゲールにこのことについて詳細を報告している。その中で、パークスはルーシーへの支持を明言し（一八七三年七月一二日付）、ナイチンゲールはそれへの謝意を表明している（一八七三年九月四日付）。

提訴を受けて調査を行った王立委員会は、ロバーツ医師の意図に反して、シドニー診療所の劣悪な環境と、それを放置していた診療所運営委員会の姿勢を指摘して訴えを却下した。その一方で、「看護ではめざましい改善がみられる」として、ルーシーらの働きぶりを全面評価した。[9]

シドニー診療所・療養所は一八八一年にシドニー病院（Sydney Hospital）と改称され、ルーシーは看護師養成や療養所の食事など、さらなる改善や改革を進めていく。[13]

看護師養成では、ルーシーがセント・トーマス病院の看護学校で経験した二層式を採用した。これは、労働者階級出身者は看護師見習いとしての訓練を受け、職業人としてもその立場が続くという層と、幹部職として訓練を受け、将来的には役職者就任の可能性をもつ層に分けて養成するというものである（これについての今日的な視点からの評価は、ここでは控えておく）。

一八八四年にルーシーがイギリスに戻るまでの十六年間の業績は、次のようにまとめられるとゴデンは言う。[16]

一つ目は、看護が地位の高い女性の雇用につながる可能性を示し、この職業においてふさわしい経済的・社会的待遇の必要性を訴えたことである。二つ目は、看護が専門訓練を必要とする専門職であることを示したことである。そして、三つ目として、シドニーでの任命期間中にルーシーらは百五十三人の人材を輩出し、病院で勤務する職業領域の可能性を広げたことである。

ルーシーらが育成した人材はニュー・サウス・ウェールズ植民地内だけでなく、他の植民地でも指導的立場を占めるようになり、ナイチンゲール流の看護と看護師養成はオーストラ

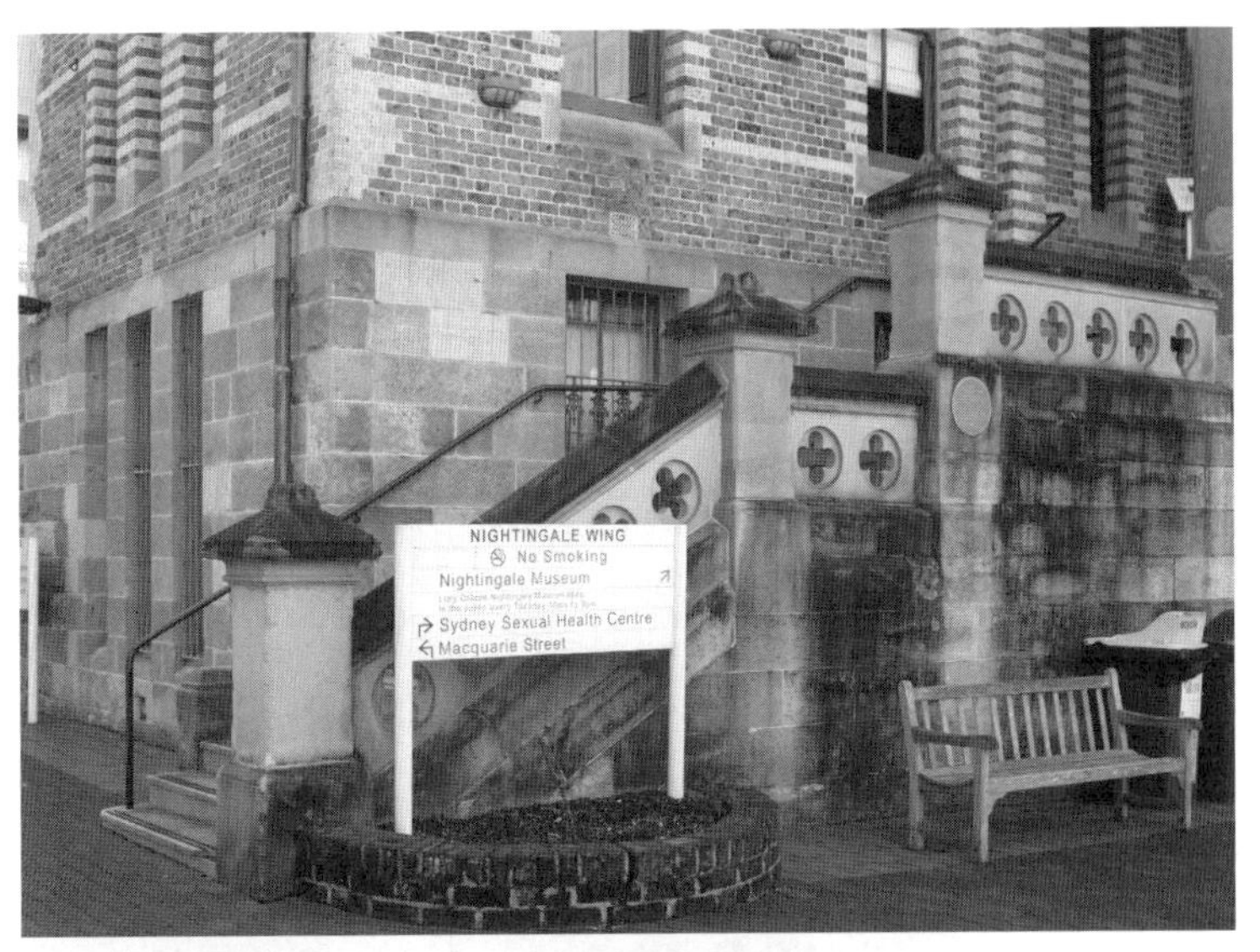

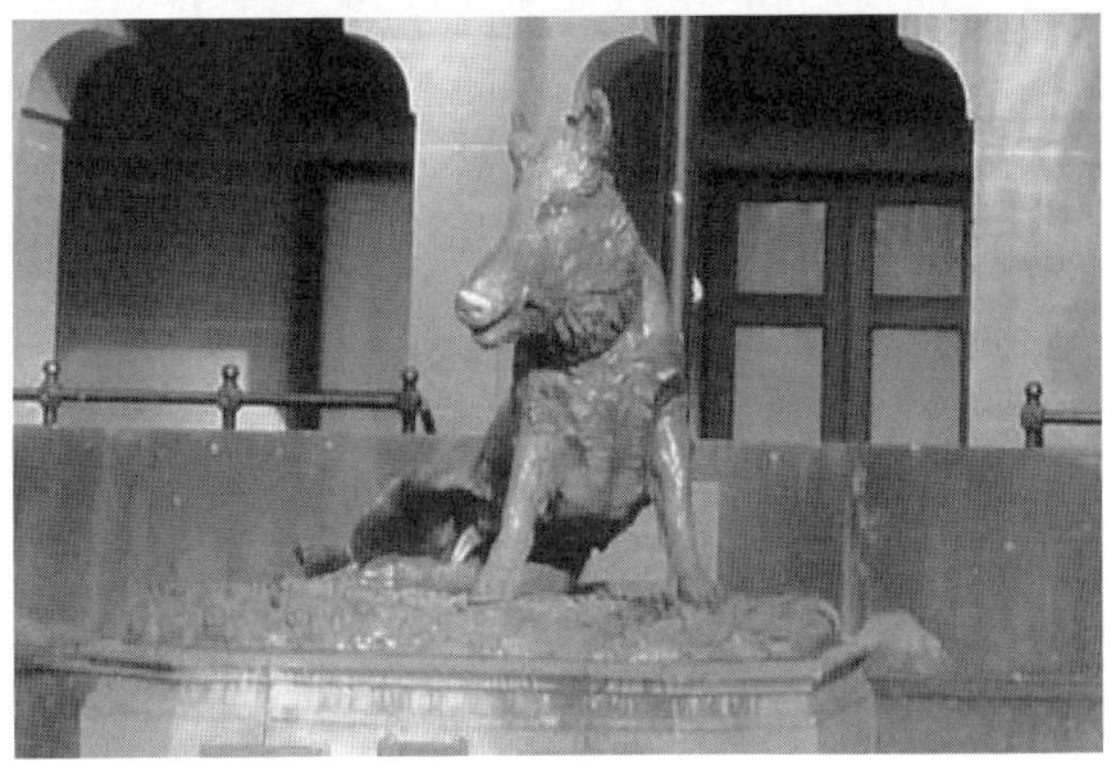

上：看護学校校舎は現在、ナイチンゲール棟（Nightingale Wing）と呼ばれており、
　　オズボーン・ナイチンゲール基金が博物館として管理している。博物館の訪問に
　　際しては、開館時間を事前に調べておくことが必要である。
下：シドニー病院のシンボル（?）イノシシの像。

図2｜現在のシドニー病院ナイチンゲール棟（2014年、筆者撮影）

リア全体に定着した。そしてこれは、オーストラリアが看護師養成を大学課程化に転換し始める二十世紀後半まで同国の主流を占めることになった。[17] オーストラリアはナイチンゲール流の看護と看護師養成が根づいた最初の海外事例となったのである。

一八八四年、ルーシーはイギリスに戻ることになった。彼女の後任として教え子のレベッカ・マッカイ（Rebecca Mackay）が後継の学監に就任した。

オーストラリアで大きな貢献をしたルーシーが帰国したとき、ナイチンゲールは必ずしも温かく迎えなかったようである。むしろ無視するかのような待遇を続けた。その理由は判然としていない。ルーシーは姉妹のアンとともにブルームベリーの貧困地区の医療施設で看護に従事し、一八九一年に病死した。

ルーシーがシドニーで看護師を養成した建物は、シドニーの官庁街であるマッコォリー通りとマーティン・プレスが合流する場所に位置するシドニー病院の中庭で保存されている。現在はルーシーの功績を記念して創設されたオズボーン・ナイチンゲール基金が管理し、オーストラリアの看護師養成教育の歴史を展示する博物館になっている（**図2**）。

引用文献

▶ 1 Lowe, Trish : Nurse Education in Australia : Part 1. Australian College of Nursing https://www.acn.edu.au/nurseclick/nurse-education-in-australia-part-1

▶ 2 What was the 'RUM' hospital? Sydney Living Museums https://sydneylivingmuseums.com.au/what-was-rum-hospital

▶ 3 Durdin, Joan : They Became Nurses : A History of Nursing in South Australia, 1836-1980, Allen & Unwin, 1991

▶ 4 Our History. Sister of Charity of Australia https://www.sistersofcharity.org.au/who-we-are/history/

▶ 5 Godden, Judith : Nursing. The Dictionary of Sydney https://dictionaryofsydney.org/entry/nursing

▶ 6 Sir Henry Parkes : Correspondence with Florence Nightingale, 1866-1882 C362, Mitchell Library, State Library of New South Wales http://acms.sl.nsw.gov.au/_transcript/2015/D02372/a1828.pdf

▶ 7 Nightingale, Florence : Note on the Aboriginal Races of Australia, 1864

▶ 8 Godden, Judith : The dream of nursing the Empire. *In* Notes on Nightingale, ed. by Nelson, S., Rafferty, A.M., p.63, ILR Press, 2011. An imprint of Cornell University Press

▶ 9 Griffith, John : Lucy Osburn. Australian Dictionary of Biography https://adb.anu.edu.au/biography/osburn-lucy-4345

▶ 10 Burrows, Deborah : Nurses of Australia : The Illustrated Story, NLA Publishing, 2018

▶ 11 前掲書∞ p.63

▶ 12 前掲書∞ p.64

▶ 13 Lowe, Trish : Nurse Education in Australia : Part 2. Australian College of Nursing https://www.acn.edu.au/nurseclick/nurse-education-in-australia-part-2

▶ 14 McDonald, Lynn : The Nightingale System of Training. The Collected Works of Florence Nightingale, University of Guelph https://cwfn.uoguelph.ca/nursing-health-care/nightingale-system-of-training/

▶ 15 Osburn, Lucy. Encyclopedia of Australian Science https://www.eoas.info/biogs/P004670b.htm

▶ 16 Godden, Judith : Nursing, Sydney Journal, 1 (3) : 29-35, 2008 https://dictionaryofsydney.org/entry/nursing

▶ 17 Russell, R. Lynette : From hospital to university : the transfer of nurse education, 2005 https://www.acn.edu.au/nurseclick/nurse-education-in-australia-part-8

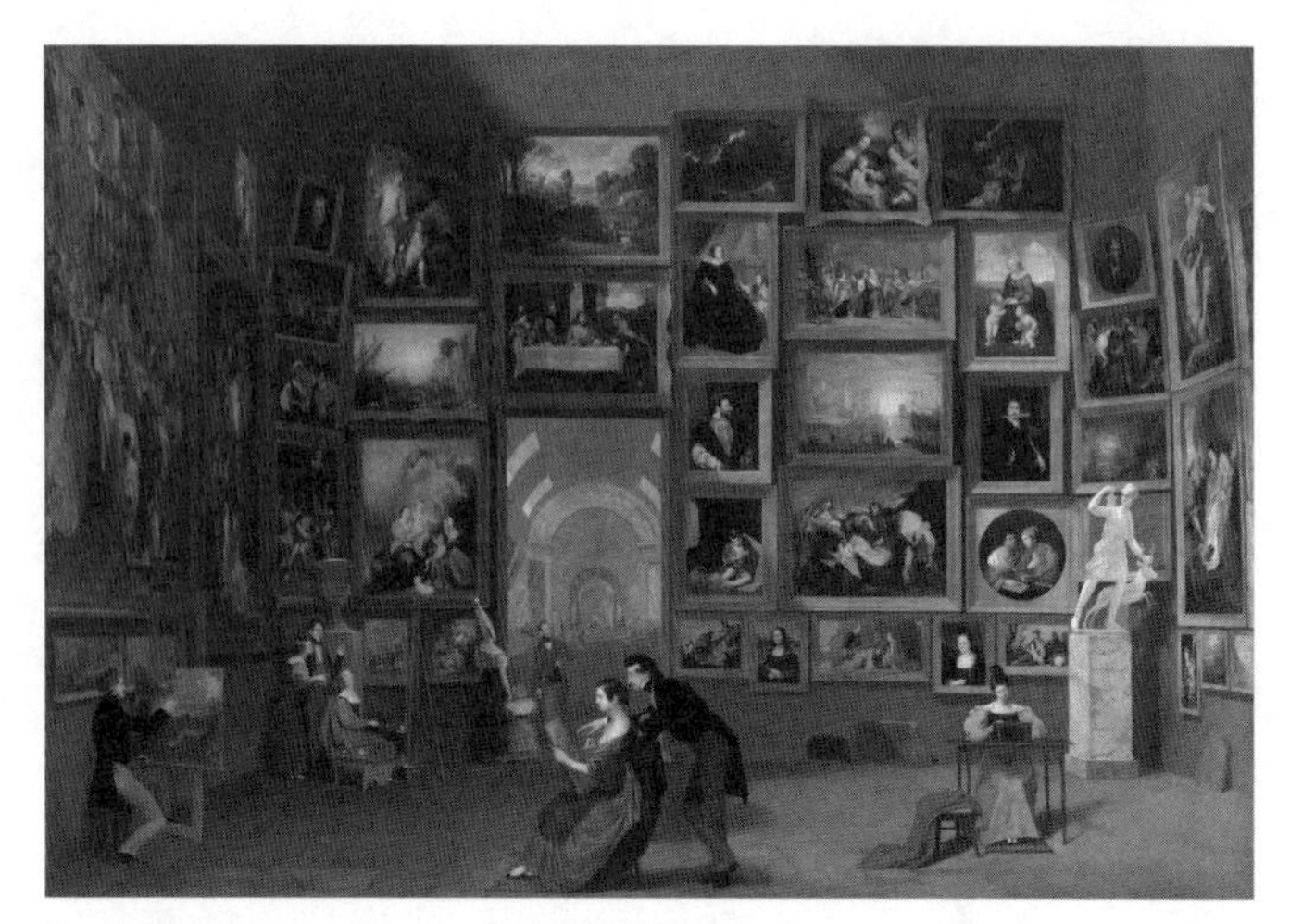

"Gallery of the Louvre 1831-33" by Samuel Morse
（Terra Foundation for American Art, Daniel J. Terra Collection）

電信機の発明で知られるサミュエル・モールスは画家でもあった。この作品はヨーロッパで絵画修行をした際に描かれたもので、画面真ん中でルーヴル美術館の名画を模写している女性に後ろから指導している男性教師はモールスの自画像である。

1853年に始まったクリミア戦争は史上初の"オンライン戦争"だった。それまでは戦争に関する情報は伝令や伝書鳩などを駆使して行っており、大方の情報は数週間以上前のものだった。1840年頃、イギリスではウィリアム・クックやチャールズ・ホイートストン、アメリカではサミュエル・モールスなどが次々と電信機を実用化した。クリミア戦争の頃には、情報を光のスピードで伝える「電信」という新しいテクノロジーが存在したのである。

当初は一般の人にとっては、生活空間を超えた電信技術による情報伝達など自分の生活とはまるで無関係だったが、ヴィクトリア女王の次男誕生のニュースが電信で速報されたり、犯罪者が汽車で逃走する際に電信で先に犯人の特徴が伝えられて逮捕につながるなど、鉄道より早い情報伝達が全国的に行われるようになると、その効用が徐々に理解されるようになっていった。

（詳細は以下を参照）公開ウェブサイト●教養と看護
服部 桂 「ネットワークが時空を超えるとき」
（「テクノロジー、過去、未来」第1回）

https://jnapcdc.com/LA/hattori/index.html

ナイチンゲール家と十九世紀イギリスの上流社会

村上 リコ

村上リコ　むらかみ・りこ

文筆・翻訳家

東京外語語大学卒業。千葉県生まれ。十九世紀から二十世紀初頭のイギリスの日常生活、特に家事使用人、女性と子どもの生活文化をテーマとして活動している。

著書に『図説 英国メイドの日常』、『図説 英国執事』、『図説 英国貴族の令嬢』（以上、河出書房新社）など。訳書にトレヴァー・ヨーク『図説 イングランドのお屋敷』（マール社）など。アニメ、コミック作品の考証やシナリオも手がける。近刊訳書にアニー・グレイ、アンドリュー・ハン『ミセス・クロウコムに学ぶヴィクトリア朝クッキング』（ホビージャパン）。

ウィリアム・ナイチンゲールと限嗣相続

フローレンス・ナイチンゲールは、すんでのところで、「ナイチンゲール」ではなかった可能性がある。

彼女がその詩的な響きの姓をもつことになったのは、父親が遺産相続のために改姓したからだ。一八〇三年、当時八歳だったフローレンスの父親ウィリアム・エドワード・ショアは、大叔父ピーター・ナイチンゲールから巨額の遺産を相続した。その条件に、ナイチンゲールの姓と紋章を引き継ぐことが含まれていたのだ（ただし、正式な改名と相続の手続きが完了したのは一八一五年、二十一歳のときだった）。

ピーターの遺産は「限嗣相続」に設定されていた。これは次の代に継がせる土地の相続方法を、もう一つ先の代まで限定してしまうという独特の制度である。限嗣相続に定められた土地は、売ったり譲ったりすることに制限がかけられる。相続した人は、自分が生きている間だけその土地を利用して、収益を手にできる。大きな所領が分散しないためにつくられた仕組みだった。

ウィリアムの次の代は、男の子がいればその子が、できなければウィリアムの妹メアリー（メイ叔母）の息子が受け継ぐように決められていた。そして結局、フローレンスに姉はいたが弟はできなかったので、彼女が少女時代を過ごした二つの大邸宅は、いずれも父の死後は叔母一家のものとなり、家族は立ち退きを求められることになった（図1）。跡取り息子がなく娘ばかりの家が「限嗣相続」に直面し、住む場所を失う可能性に右往左往する……という筋書きは、ジェーン・オースティンの小説『高慢と偏見』『分別と多感』からドラマ『ダウントン・アビー』まで、イギリスのフィクションによく出てくる。この問題は、フローレンス・ナイチンゲールでさえ回避できなかったようだ。

とはいえ、彼女たちは実際のところ路頭に迷ったりはしなかった。ナイチンゲール家はたいそう裕福だったのだ。

大叔父と祖父と階級のはしご

ナイチンゲール家は裕福ではあったが、貴族ではなかった。公爵・侯爵・伯爵・子爵・男爵という五つの爵位のいずれももっていなければ、それに準ずるサーの称号もない。限嗣相続で遺産を受け継いだとはいえ、富の出どころは伝統的な貴族とは違った。ウィリアムが手に入れた財産は、十八世紀から十九世紀初頭にかけて、ダービーシャーの鉛鉱への投資や、新興工業地帯の土地使用料で築かれたものだった。またフローレンスの母方の家族にも財産はあったが、こちらは（歴史上悪名高い）砂糖の商いや小売業から得られていた。

ヴィクトリア朝時代のイギリス社会を見るときには、上流階級、中流階級、労働者階級の

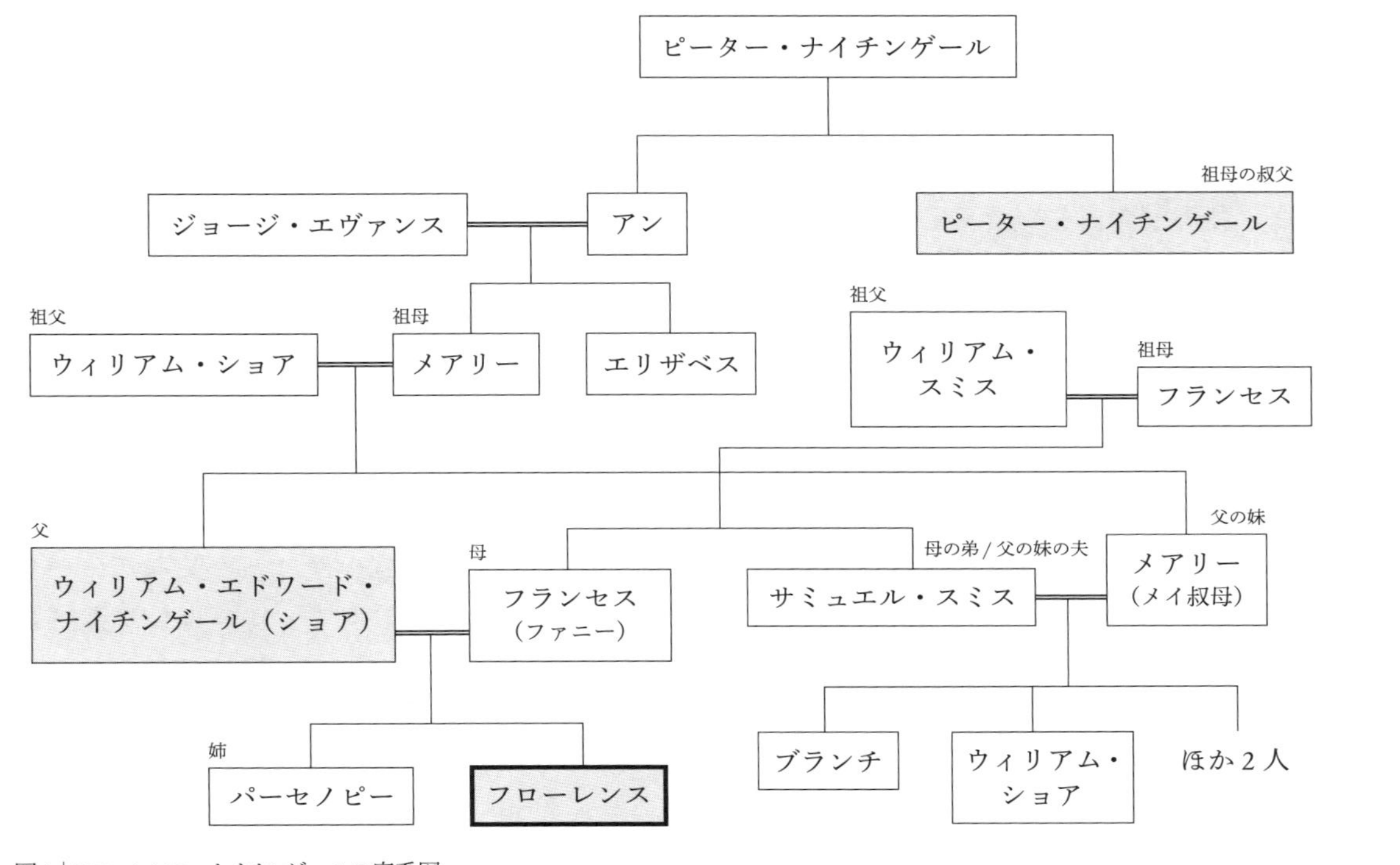

図1｜フローレンス・ナイチンゲールの家系図

三つの階級でとらえることが一般的だ。上流階級は主に先祖伝来の土地からの収入があって、仕事をする必要のない人びとで、貴族と地主で構成される。中流階級はビジネスで財をなした資本家と、上級の軍人や法律家など伝統的な専門職、知的な職業などが含まれる。労働者階級とは肉体労働で生活する人びとをいう。

フローレンスは、一八二〇年にイタリアのフィレンツェ（英名：フローレンス）で生まれた。両親は長いヨーロッパ旅行中で、一年前には姉のパーセノピー（ナポリの古名）も生まれている。二年以上にわたる新婚旅行は、ナイチンゲール夫妻が生活のために仕事をする必要のない階級に属していたことを示している。ここまでに、鉱山主や商店主だった祖父や叔父たちがビジネスで稼いだ金を、土地や家、子どもの教育などに投下し続け、実際の業務から少しずつ手を引いて「働く必要のない立場」まで上ってきたからだ。

フローレンスの母方の祖父ウィリアム・スミスは、改革派の政治家として四十年以上も下院議員を務めていた。投票権をもつ人がそもそもごく少数だった時代（もちろん女性や労働者は国政に参加できなかった）、政治家とは地位と資産をもつ者のみが無報酬でする仕事であって、治安判事や州長官などの地元の名誉職とならんで、男性が階級のはしごを上る手段の一つにも位置づけられた。また、フローレンスの父ウィリアムも舅にならって立候補したが、惨敗した（原因は、有権者に現金を配らなかったからだという）。

男性がその地位を上昇させる手段が財産や政治であったとして、女性たちの出世の道はどのようだったのか。今度はフローレンスの母フランセス（ファニー）の動向をみてみよう。

ファニー・ナイチンゲールの社交界

一八三〇年代のナイチンゲール家の生活スタイルは、貴族や地主とほとんど変わらないものだった。

夫妻は新婚旅行から戻るとすぐ、ダービーシャーの冷涼な地域に「リー・ハースト」という邸宅を建てて、夏を過ごすことにする。この家は「十五部屋しかない」のでさほど大きくはなかった、とフローレンスはのちに発言している（庶民の感覚ではそれでも相当だ）。数年後には温暖なハンプシャーに「エンブリー・パーク」（**図2**）というもう少し大きな屋敷を購入する。ここは主に秋と冬に使い、近隣に住む政治家・貴族のパーマストンなどと、狩猟の会や泊りがけのハウスパーティーで交友した。春と初秋には、ロンドンに家を借りて「社交期」を過ごす。

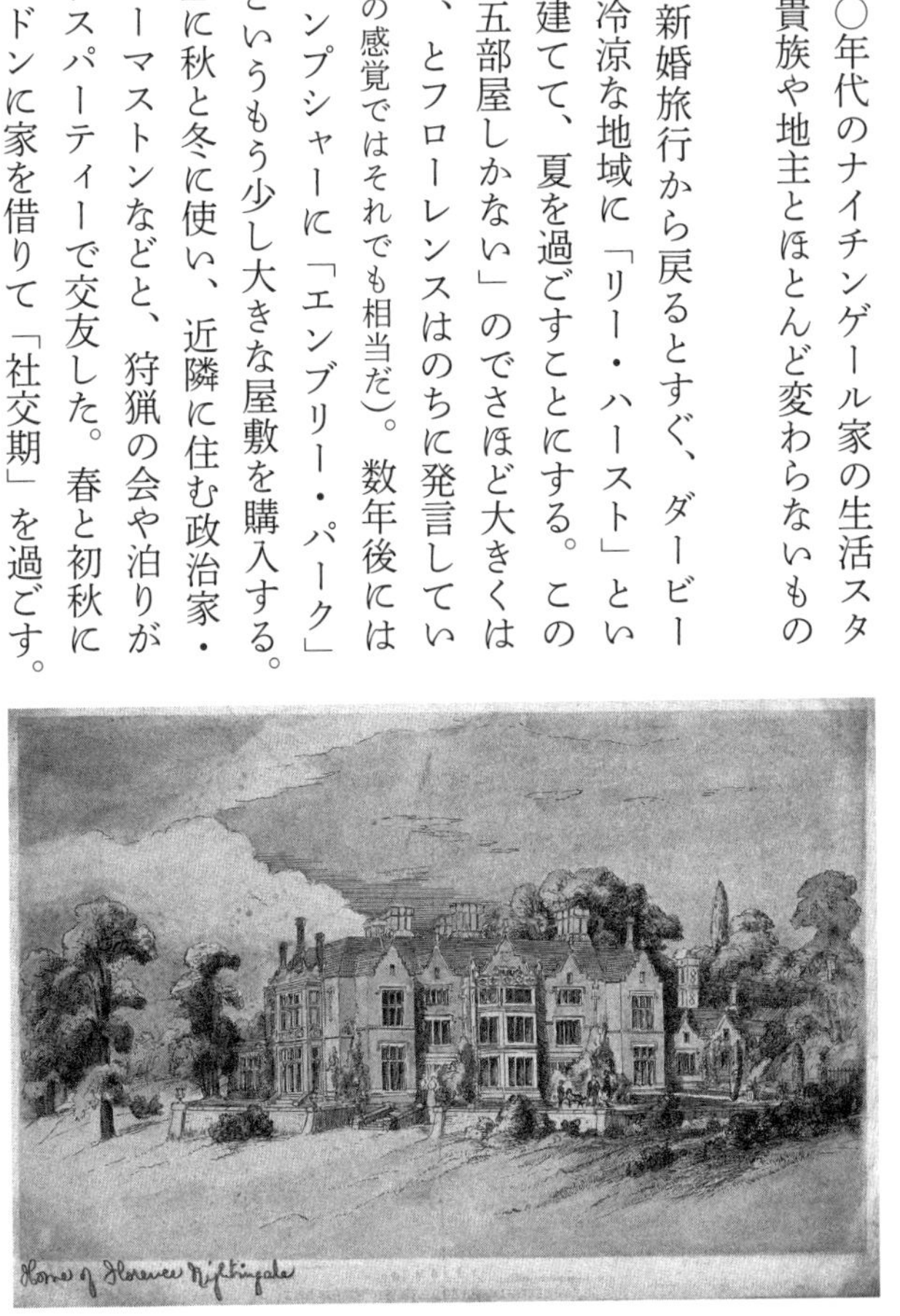

図2　ナイチンゲール一家が秋冬をはじめ多くの時間を過ごした「エンブリー・パーク」（フローレンスの姉パーセノピーのスケッチにもとづく版画）（Wellcome Collection）

年によってはワイト島やモルヴェンなどの水辺の町で転地療養をしたり、また長いヨーロッパ旅行に出かけることもあった。つまり複数のカントリーハウスとロンドンのタウンハウス、そしてリゾート地を、季節ごとに家族ぐるみで移動して過ごすのが上流らしい暮らしというものだった。

ロンドンの社交期とは——議会が開かれる時期に合わせて、政治や文化、そして階級において上位の人びとが集まり、様々な行事で交流する季節のことだ。フローレンスの母親ファニーは結婚後、「社交界の女主人（ホステス）」として精力的に活動を始めた。当時一流の政治家や文化人、貴族を招いてもてなし、楽しませる。彼女には父親から受け継いだ人脈と才覚があった。魅力的な場を用意できれば、集まる客の「質」も高まっていく。社交界の女性たちにとって、招待客のリストは社会関係上の資本であり、夫の地位を高めるツールであり、そして娘の結婚相手候補のプールでもあった。

令嬢フローレンスの選択

上流階級の若い女性たちが社交界に足を踏み入れる第一歩は、王宮の「応接間」に参上して女王や王妃に謁見を賜ることから始まった。花嫁衣装にも似た白いドレスを着て、長い裾を引きずり、髪には駝鳥の羽根を立てる独特のスタイルが求められた（図3）。姉のパーセ

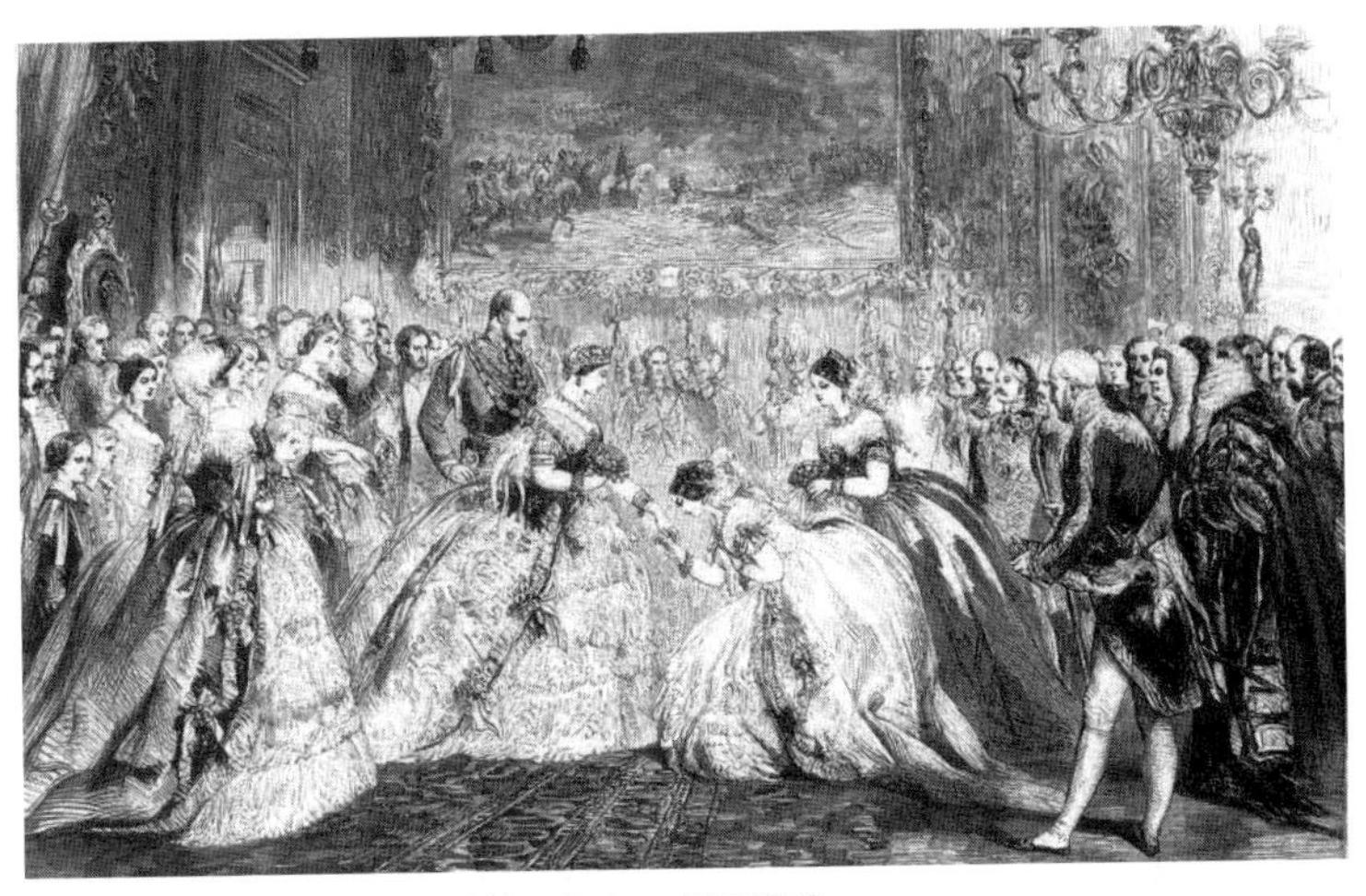

図3 社交界デビューした若い女性の女王への謁見場面
(The Queen's Drawingroom, ceremony of presentations, 31 March 1860, The Illustrated London News / public domain)

ノピーは一八三六年、フローレンスは一八三九年に初めて「応接間」に「デビュー」を果たしたという（写真が普及する前の時代で、どんな姿で王宮に上がったのか、詳細はわからないのが残念だ）。この拝謁は、貴族かそれに近い身分の娘にしか許されないと十九世紀のエチケット本には書いてある。そこへ首尾よく二人の娘を送り込んだという点で、フローレンスの母ファニーは社交界に生きる女性としては有能だったということができる。

ファニーは次々と晩餐会や夜会を催し、多くの有望な人びとに娘たちを引き合わせ、新婚のヴィクトリア女王夫妻が出席する会に招かれるまでになった。数年間は、フローレンス自身もいわゆる「社交界デビュー」の興奮に巻き込まれ、自分の知性や魅力が多くの人を惹きつけることに喜びを感じていたようだ。

しかしそれもいずれは醒めて、自分の求める人生の目標と、周囲から求められる役割のずれに苦悩することになる。

ヴィクトリア朝時代の身分ある若い女性にとっての「成功」とは、当時の慣習が許す範囲では、条件の良い結婚相手を得ること以外になかった。家族の財産か名誉か人脈、可能ならそのすべてを高めてくれる相手がよかった（すなわち、遺産がもらえる貴族の相続人が最も望ましかった）。できれば好きになれる相手なら、なおよかった。そのために母親たちのとった手段は、ふさわしい相手を娘の周囲に集めて泳がせ、後は原則として当人たちの意思にまかせて待つ（ただし選別も誘導も説得もする、心理的な圧力もかける）というものだった。

しかし一八四〇年代、フローレンスは複数の求婚を断り、家族の圧力を退けて、看護という仕事を選ぶ。後は伝説の示すとおりだ。彼女は確かに成功した――世界中から愛と敬意を集め、二百年後の今も名を残している――それは、ナイチンゲール家が歩んできた上昇の道、母親が用意した道、階級社会と社交界が正しいと認める道とはまったく別の世界で起こったことだった。

参考文献

▼リン・マクドナルド（金井一薫監訳、島田将夫・小南吉彦訳）：実像のナイチンゲール、現代社、二〇一五
▼セシル・ウーダム・スミス（武山満智子、小南吉彦訳）：フロレンス・ナイチンゲールの生涯、現代社、一九八一
▼Gill, Gillian : Nightingales: The Extraordinary Upbringing and Curious Life of Miss Florence Nightingale, Ballantine Books, 2004
▼Bostridge, Mark : Florence Nightingale: The Woman and Her Legend, Viking, 2008
▼村上リコ：図説 英国社交界ガイド―エチケット・ブックに見る19世紀英国レディの生活、河出書房新社、二〇一七
▼村上リコ：図説 英国貴族の令嬢 増補新装版、河出書房新社、二〇二〇

ナイチンゲールのグランド・ツアー

中島 俊郎

中島 俊郎 なかじま・としろう
甲南大学 名誉教授
一九四九年生まれ。甲南大学大学院人文科学研究科英文学専攻博士課程単位取得。オックスフォード大学コーパス・クリスティ・カレッジ研究員（一九九七〜九八）。甲南大学文学部助教授を経て、一九九三年に同教授。専門は英文学。二〇一九年より日本ヴィクトリア朝文化研究学会長。
著書・訳書に『英国流 旅の作法―グランド・ツアーから庭園文化まで』（講談社学術文庫）、『オックスフォード古書修行―書物が語るイギリス文化史』（NTT出版）、キース・トマス『歴史と文学―近代イギリス史論集』（編訳）（みすず書房）、マリオ・プラーツ編『英文学論集』全十巻（編纂）（ユーリカ・プレス）、ルーシー・ワースリー『暮らしのイギリス史―王侯から庶民まで』（共訳）（NTT出版）など。

クリミア戦争で看護活動に従事する前に、フローレンス・ナイチンゲールはイタリア、エジプトへ旅をしていた。いずれの旅も数か月は現地に滞在するという、十八世紀に最盛期を迎えた、イギリスの富裕層が慣行としていたグランド・ツアーそのものであった。[1]旅の後に多くの旅行者は旅行記、紀行文を刊行したが、ナイチンゲールも例外ではなかった。ただナイチンゲールのイタリア、エジプトにまつわる旅行記は、公刊を目的とせず、家族・知友の間を回覧するだけの私家版のかたちで著された。それだけにナイチンゲールの自由な肉声が響き、陽気で魅力あふれる個性が躍動している。今日の読者に訴えるのは、自らの生きる道を模索している一人の女性が異国の現実と対峙し、精神的な葛藤を重ね、そこから自らを凝視し、妥協することなく人生を切り拓いていく真摯な姿である。

一八五四〜五六年にかけてナイチンゲールはスクタリで看護活動に専念していたが、激務のためかそれを紀行文のかたちで発表したことはない。また、インド、アルジェリア、シリアなどについては何度も言及しているが、いずれも現地を訪れてはいない。ナイチンゲールは生涯の中で、単行本、冊子、論文、記事などを二百点以上も著し、手紙は一万二千通以上を認めているが、翻刻された旅行記はわずか二冊のみである。

ヴィクトリア朝は「レディ・トラベラー」を輩出した時代であった。これまであまり旅行をしなかった女性たちが地球の隅々まで自らの足跡を残し、多くの旅行記、紀行文を著した。[2]ナイチンゲールもそうした女性旅行者の一人である。ただナイチンゲールの場合、旅は何も新奇なものではなかった。両親は何度もグランド・ツアーを体験し、その途上、一人の娘がイタリアのフィレンツェで生まれたが、その地名を英語読みにしたのがフローレンス・ナイチンゲールであった。

イタリアへのグランド・ツアー

ローマへの旅

一八四七年の冬から翌年の春にかけて、ナイチンゲールは、家族ぐるみで交際していたブレースブリッジ夫妻[1]から招かれ、ローマへの旅に同行することになった。イタリアへ赴く多くのイギリス人旅行者と同じく、夫妻は健康上の理由から避寒のためイタリアに滞在しようと計画していた。ナイチンゲールの両親はフローレンスをサウサムプトンまで送ってきて、そこでブレースブリッジ夫妻と合流し、三人はフランスのル・アーブルに到着した。パリのモーリス・ホテルに二泊し、地中海へ向けて南下していく。ローヌ川をシャロンから下り、リヨン、ヴァランス、アヴィニヨンを経てマルセイユに到着。そこから海路でローマの外港チヴィタ・ヴェッキアを目指すのだが、フローレンスはジェノヴァで、そしてレグホーンで

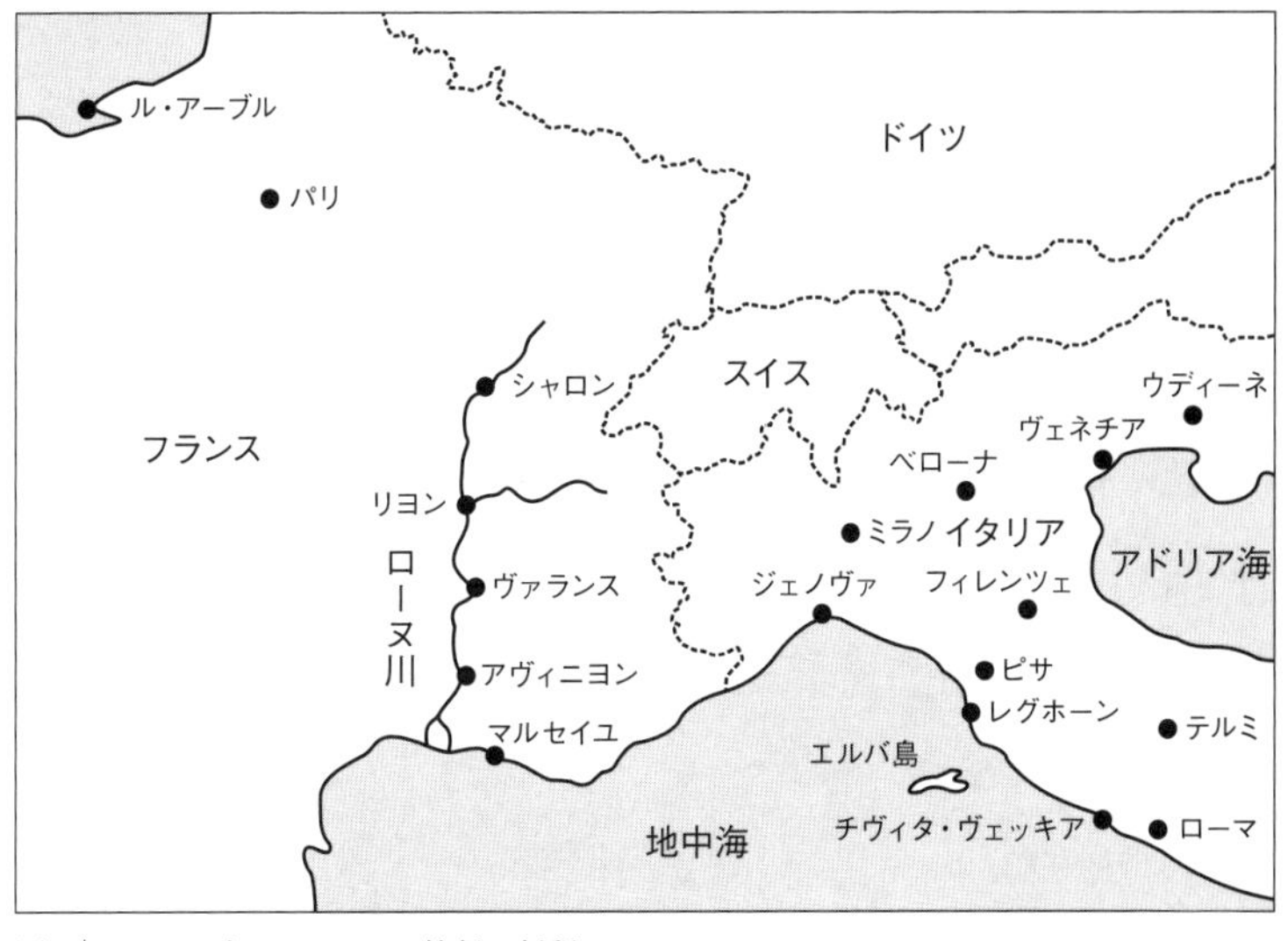

図1｜ナイチンゲールのイタリア旅行の行程

下船し、ピサの友人を訪問している。やがてフローレンス一行を乗せた馬車は荒れたカンパーニャ・ロマーナを一路走り、ポルタ・カヴァレゲリをくぐったと思えば、サン・ピエトロ大聖堂の広場に到着していた[3・4]（図1）。

半年間にわたるイタリアでのナイチンゲールのグランド・ツアーは、現地に居住する知友との交流、名所旧跡の見学、美術・音楽鑑賞などにより感性、文化的資質を豊かにする得がたい機会となった[5]。それ

★1　セリーナ・ブレースブリッジ（一八〇〇～七四）は芸術家、医療改革者、旅行作家で、もともとはナイチンゲールの母親の友人だったが、のちにナイチンゲールとも親しくなった。夫のチャールズ・ホルテ・ブレースブリッジ（一七九九～一八七二）はギリシャ解放運動にかかわった人物。ナイチンゲールは夫妻とともにたびたびヨーロッパ旅行に出かけている。クリミア戦争中、セリーナはナイチンゲールの管理アシスタントを務めるなど、生涯を通してナイチンゲールを全面的に支え続けた。

はかつて旅行者自らの教養を深め、美意識、感性を涵養することを最大の目的とした、中世以来イギリス貴族たちが慣行していたまさにグランド・ツアーをなぞる旅にほかならない。

歓呼をもって迎えられたロマン派詩人バイロンの詩集『チャイルド・ハロルドの巡礼』（一八一八）は永遠の都というローマの文化的崇拝を際立たせたイタリア像を描いてみせたが、小説家チャールズ・ディケンズの『イタリア探訪記』（一八四六）はイタリアという「魅力的で気品高き国」に加えて、「汚濁と腐敗、堕落にあふれた」現実をはばかることなく点描している。一時代前の旅行者が強調した古代美術、遺跡があふれる古都という側面は大幅に保留され、ローマの日常社会を仮借なく糾弾し、露呈させたのである。[6] ディケンズは群がる物乞い、裸同然のみじめな子どもたち、得体の知れない野獣がうごめくような貧民窟などを過去の輝かしい遺物と並行して描いているが、数年後に同じ場所を旅したナイチンゲールの目もこうした悲惨な現実を無視していない。

過渡期のグランド・ツアー

厳密にいえば、ナイチンゲール一行のイタリアを周遊する旅は、グランド・ツアーの過渡期を示している。伝統的なグランド・ツアーでは、フィレンツェ、ローマ、ナポリ、ヴェネチアといった大都市に滞在し、芸術、歴史、外国語などの個人的な教養を涵養しようとするのが目的であったが、一八五〇年代前後のグランド・ツーリストたちは誰も足を向けなかった辺鄙な土地に赴き、例えばアルプスの高峰を仰ぎ見て「崇高さ（サブライム）」を鑑賞し、未踏の地であるイタリア半島南部に広がる美しい光景を見てピクチャレスク美を渉猟したりした。ナイチンゲールの友人であり、イタリアで遭遇した画家で詩人のエドワード・リアは、後者の地で風景画を描き、『イタリア周遊図譜』(一八四六)、『南カラブリアにおける風景画家の日記』(一八五二)などを出版している。[7]

旅の目的は旅行者個人によって異なっていたが、十九世紀中葉にイタリアを訪れるイギリス人旅行者は、これまでにない意識に支配されていた事実に注目しておきたい。かつてグランド・ツーリストたちが文化の中心地、また住み心地よい場としてとらえていたイタリアの栄誉ある過去を捨て去り、退廃し貧困にあえぎ、国土が分断された現在のイタリアを、一八五〇年代前後のイギリス旅行者は直視しつつあった。一八四七〜四八年にかけてローマで避寒しようとしたグランド・ツーリストであるナイチンゲールこそ、そうした旅行者の一人である。イタリア全土を保存の悪い巨大な博物館とみなすと同時に、ヴィクトリア朝の人びとは逆に大英帝国こそ西洋文明の継承者であるという揺るぎない自負を抱いていたのである。[8]

十四世紀のイギリス外交官で蔵書家として名を残したリチャード・ド・ベリーはかつて、歴史の流れを皇帝、帝国の変遷でとらえる帝権移譲論(translatio imperii)に依拠して、文明の中心地はアテネ(ギリシア)からローマへ、そしてパリ(フランス)を経てイングランドに移ったという説を唱えた。十八世紀のジョンソン博士は地中海を学問の揺籃(ようらん)の地とみなしていたが、ヴィクトリア朝の人びとには、わがイギリスこそが新しい約束された文明の地であるという、いわば「学問移転論」(translatio studii)を信奉する心象が生まれていた。[9・10]

結果、ヴィクトリア朝のイタリアへの旅行者が同時代のイタリアの窮状に鑑みて自らの文化的優位性を誇示する一方、過去のイタリアの文化的栄光を賞揚しようとする気風がイギリス知識人の間に生じ、イタリア統一を目指す独立運動を推進しようとする大きな動きが生まれてきたのである。ナイチンゲールもこうした時代の推移の中にあった。

よってナイチンゲールのグランド・ツアーで特記しておかねばならないことは、自由、独立を求めて起きたイタリアの解放、統一運動である「リソルジメント」の渦中に自身があったという事実である。やがて一八四八年、イタリア各地で革命が勃発し、ローマには共和制がひかれた。革命家マッツィーニはミラノ蜂起を支援し、ガリバルディは南米から帰国し、ローマの共和制を支持したが、各地に起きた政変はいずれも短命に終わり、その後、イタリアは二十年間にわたり独立と統一を求めて葛藤していかねばならなかった時代の波をナイチンゲールは直視し、無視していない[11]。

ナイチンゲールにとってのイタリア旅行の意義

さて、ナイチンゲールの人生を俯瞰して、イタリアへの旅はどのような意義をもったのであろうか。安易に比較できることではないが、人生の帰結点という意味では、ミケランジェロの作品から得た芸術的な感興以上に、ローマでのシドニー・ハーバートとの出会いはナイチンゲールの人生において深い意義をもったのではなかろうか[12]。ハーバートの政治的支援なくしてナイチンゲールの諸活動の展開はあり得なかったであろうから。

一八三二年、ハーバートは保守党の国会議員となり政治活動に邁進するが、戦時大臣への就任（一八四五〜四六、一八五二〜五五、一八五九）こそ、ナイチンゲールの活動への大きな助力となった。クリミア戦争中に看護団の派遣を決定し、ナイチンゲールを総婦長に任命した。クリミアの軍病院でのナイチンゲール基金設立にも援助した。戦後は陸軍の医療改革にナイチンゲールとともに挺身した。一八六一年二月に逝去するが、いまわの際に、「哀れなフローレンス、私たちの共同作業はまだ完了していないのに！」[13]との言葉を遺している。まさに両者は協働者といえるのではなかろうか。後年、「わが生涯においてローマで過ごした日々よりも楽しいときはなかった」[14]（一八六九年一一月二一日付手紙）とナイチンゲールは述懐しているが、ハーバートと出会った想い出がよみがえっていたのではあるまいか。

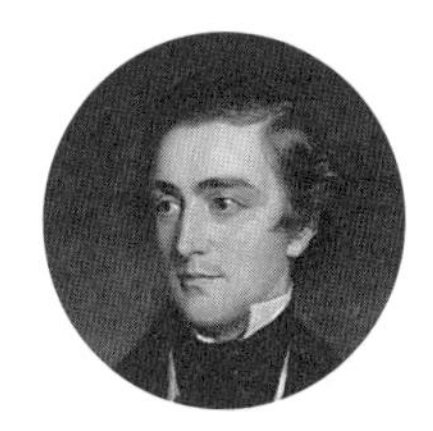

シドニー・ハーバート
Sidney Herbert, 1810-61

イギリスの政治家。伯爵家の四男としてロンドン近郊のサリー州リッチモンドに生まれる。名門パブリックスクールのハーロー校を経て、オックスフォード大学オリオル・カレッジへ進学。卒業後、庶民院議員（1832-61）となり、インド監督庁副長官、副海軍大臣、戦時大臣（1845）、植民地大臣、陸軍大臣を歴任した。1860年頃から病気療養に入る。1861年にリーのハーバート男爵に叙され、貴族院に移籍した。

ナイチンゲールとは新婚旅行途上のローマで出会い、意気投合し、妻エリザベス（1822-1911）とともにナイチンゲールの理想実現のための援助を惜しみなく行った。特に陸軍大臣に就任以降（1859-61）は、軍の医療制度改革という難題に一心同体で邁進した。

書簡形式の旅行記

ナイチンゲールの旅行記はイタリア、エジプトともに書簡で構成されている。ジュリア・パドゥの『河川と砂漠―ローヌ川とシャルトルーズ川の想い出』(一八三二)、ゴードン・ダフ夫人の『エジプトからの手紙 一八六三〜六五年』(一八七五)、女性旅行作家イザベラ・バードの『日本奥地紀行』(一八八〇)などと共通する表現媒体である。書簡によって自らの紀行を記録する方法は、イギリス十九世紀の、とりわけ女性旅行家にとって不可分な表現手段となる。これは自らの旅の記録を日記にとどめ出版する男性の旅行者とは著しく異なる点である。チャールズ・ダーウィンによるビーグル号の航海記、リチャード・バートンの『メディナ、メッカ巡礼私記』(一八五五〜五六)などにみられるように、男性旅行者は自らの日記に依拠して旅行記を作成したのに対して、女性旅行者の多くは手紙によって自らの観察、見聞、思索などを記録した。バードは旅行中の詳細な記録を妹ヘンリエッタへ宛てた長文の手紙に認め、スコットランドへ帰国後、保存してあるそれらの書簡を編纂し、ハワイ群島の旅行記(一八九五)、ロッキー山脈の紀行文(一八九七)として出版している。バードのこうした旅行記を読む読者は、妹の肩ごしにバードの旅程をたどっていくことになる。

そもそも手紙は特定の個人、もしくは親しい家族に対して書くものである。受取人により手紙の口調、文体は変化するが、極めて親密な雰囲気を醸成する。小説家の祖とも仰がれるサミュエル・リチャードソンの書簡体小説『パメラ』（一七四〇）が代表するように、手紙は十八世紀イギリス小説の主要な表現媒体でもあった。未亡人であるソフィア・プールは二人の子どもと兄夫婦とともにエジプトに滞在し（一八四二〜四九）、書簡体の旅行記『カイロからの手紙―エジプトのイギリス人女性』（一八四四）を出版しているが、ナイチンゲールと同時期の女性が書いた旅行記だけに興味深い。

脚光を浴びたエジプトへの旅

ナポレオンが撤退した後、とりわけ十九世紀初頭から、エジプトはグランド・ツアーを遂行する富裕層の脚光を浴びるようになっていく。若き日の政治家ベンジャミン・ディズレーリーは「エジプトの宮廷」（一八三二）の中でカイロを不朽の土地にし、またフランスの作家シャトーブリアンが『パリからイエルサレムへの旅』（一八一一）の中で描いたカイロの街は、見事な描写力でヨーロッパにおけるエジプト熱をあおるのに大いなる影響力を振るった。イギリスの女性作家で経済学者のハリエット・マーティノーが著した『東方の生活―過去と現在』（一八四八）と、夢想の国ではなく現実のエジプトを描き、多くの読者を得たアメリア・エドワーズの『ナイル川を一〇〇〇マイル遡上して』（一八七七）の間に、フローレンス・ナイチンゲールのエジプト旅行記『エジプトからの手紙』（一八五四）は位置している。▼15・★2

グランド・ツアーで得た知見をまとめるため、画家ジョシュア・レーノルズを中心に

「ディレタンティ協会」（一七三四年創立）が組織されたが、酷似した意図をもつ「エジプト協会」が旅行家フレデリック・ノーデンを中心に設立されたのは一七四一年のことであった。このように蓄積されつつあったイギリスのエジプト学に大きな起爆剤となったのは、ナポレオンの『エジプト記』（一八〇二）の出版だった。ナイチンゲールが出発前に克明に読んでいたのは、エドワード・ウィリアム・レインの『現代エジプトの生活と習慣』（一八三六）であり、本書を通じてエジプトの政治、経済そして日常生活をかなり詳しく知ったはずである。だが、どの文献以上に、ナイチンゲールはクリスチャン・カール・ジョサイア・ブンセン男爵[★3]の個人指導からエジプトの知識を直接に吸収しており、その『万国史におけるエジプトの位置』（一八四八〜五九）の内容が伝授されていたのは自明であろう。[★4]

一八五八年、アレクサンドリアとカイロ間に鉄道が開通し、一八六九年にはスエズ運河が敷設され、紅海と地中海が結ばれた。それ以前は紅海を上り、スエズから砂漠を横断し、ナイル川へ至るか、もしくはアレクサンドリアから船でナイル川を遡上しカイロへ至るか、いずれかのルートしかなかった。ナイチンゲール一行は後者のルートを選択した（図2）。スエズ運河が開通した同年、トマス・クックは初めてのエジプトへの団体ツアーを実施した。[▼16]ナイル川を蒸気船で航行する旅行が盛んになり、旅行者がエジプトに群がるようになっていく。

エジプトは避寒地としても人気があったため、イギリス、ヨーロッパから多くの旅行客が集った。ナイチンゲール一行は社交界の無用で煩雑な交際はできるだけ慎み、自分たちの意志を優先させた。カイロで最高級の社交場となっていたシェパーズ・ホテルで開催されるパーティには出席せず、ヘンリー・アボット博士★5を訪ね、パピルスを見せてもらっている。▼17ナイチンゲールはカイロを離れる頃、かなりパピルスを解読できるようになっていた。

★2 ナイチンゲールとほぼ同時期にエジプトに旅した小説家フロベールの旅行記（Steegmuller, Francis [ed. and trans.]: Flaubert in Egypt: A Sensibility on Tour, 1996）は、ナイチンゲールの旅行記とは対照的な内容だが、自己探求の点で似ている。この関連でBotton, Alain de : The Art of Travel (Pantheon Books, 2002), p.77-98. は示唆に富んでいる。エジプトのオリエンタリズムについては以下を参照のこと。Said, Edward W. : Orientalism (Penguin Books, [1978] 2003), p.84 / Said, Edward W. : Culture and Imperialism (Knopf, 1993), p.117-119.

★3 ドイツ人の外交官・学者。ロンドンのドイツ大使を務め、ナイチンゲール一家とは長年の交流があった。フローレンスが家族から看護の道に進むことを反対され失意にあった時期に、ドイツのカイゼルスウェルト学園を紹介した。

★4 ナイチンゲールはこれらの文献資料のほかに、ジョヴァンニ・バティスタ・ベルゾーニの一連のエジプト研究（Narrative of the Operations and Recent Discoveries within the Pyramids, Temples, Tombs, and Excavations in Egypt and Nubia: And of a Journey to the Coast of the Red Sea, in Search of the Ancient Berenice; And Another to the Oasis of Jupiter Ammon [1820] / Forty-four Plates Illustrative of the Researches and Operations of G. Belzoni in Egypt and Nubia [1822]）のみならず、ジェームズ・ブルースの『ナイル河の源流を求める旅』(1790)、マンゴ・パークの『アフリカ内地紀行』(1799)、ディヴィッド・ロバーツの『聖地、シリア、エジプト、ヌビィア』(1842-49) などを読破して手紙の中に引用している。なおブルースの紀行については、引用文献▼1、四〇～四二頁を参照のこと。

★5 カイロで開業していたイギリス人医師で、アマチュアのエジプト古代美術収集家。一八五三年にアメリカで初めての古代エジプト史専門の博物館（エジプト古代美術博物館）を開設した。

ナイチンゲールのエジプト旅行記

「一八四九年一二月一九日、アレクサンドリアにて」と記された手紙には、エジプトの現実が余すところなく伝えられる――「当地の状態はひどい。男子はことごとく軍隊に徴兵されてしまうため、母親は自らの子どもの右目をつぶし、人指し指を切り落とし、足を不自由にしてまで徴兵を回避しようとする。知恵にたけた統治者ムハメット・アリは片目の兵士ばかりで連隊を組織し、左肩にマスケット銃を下げさせた。片目になった男性の数たるや身ぶるいするほどだ[18]」。さらに、ナイチンゲールは看護に従事する女性の姿を特記している。パリからアレクサンドリアまで同行した修道女について語っている――「数の上ではわずか十九人だが、九十人もの労働力に匹敵するくらい学校や病院で働き続ける。助言を求めて何百人ものアラブ人が詰めかける。瀉血、傷の手当をし、薬を調合する。今日、私は九歳の孤児と出会った。女の子は自らが数か月前まで路上に捨てられていたにもかかわらず赤ん坊を拾い、養子として引き取ったという。小さな母親は毎日のようにこの子を修道院に連れてきて、薬を処方してもらう。赤ん坊に注ぐ世話と愛情は驚嘆すべきだ。赤ん坊に週に一度パンを与えるが、隣人たちはナツメヤシ、米を恵む――こうしてこの子は生きており、この天候のもとでわずかな食物で生きながらえ、衣服もボロで事足りるようだ。だが、女性たちの無知と堕落ぶりはおぞましい限りで、信仰心もないため野獣そのものと変わりはない[19]」。

また、姉に対して記念の品の購入について報告しているが、どこへ行っても古代の品は何一つなく、青銅製の犬、箱に入った印章ぐらいが目ぼしいもので、土産、記念品と称するものはガラクタばかりだと手厳しい評価を下している。すでにナイチンゲールが旅行する以前にエジプトの価値ある古美術品は欧米の美術館、博物館、もしくは個人のコレクションに納品されてしまっていた。一八六三年、初めてカイロにエジプト美術館が設けられている。

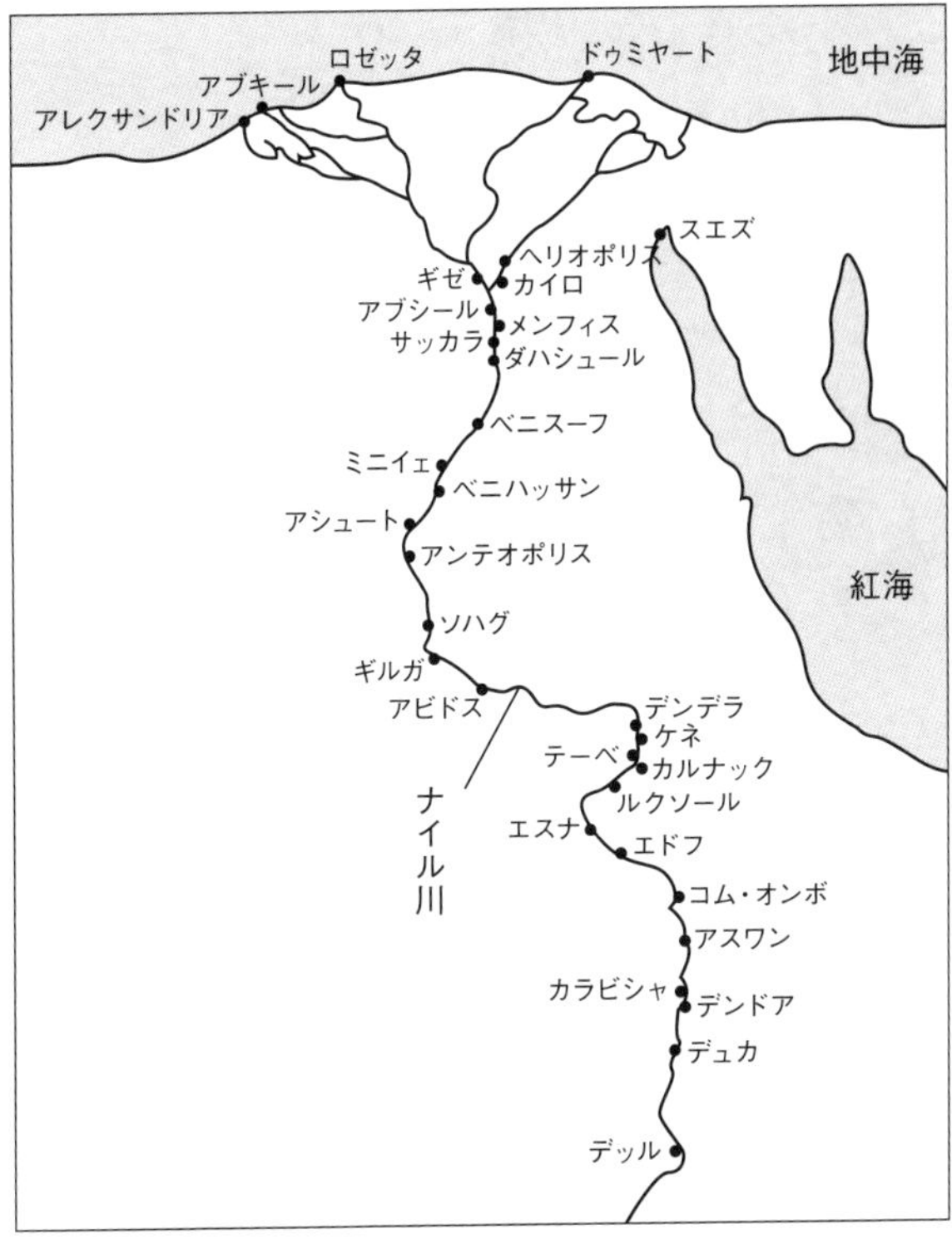

図2｜ナイチンゲールのエジプト旅行の主要な行程

姉のためにブレスレットを購入したのだが、ナイチンゲールの目にはおぞましい光景が焼きつくことになった。十~十五歳くらいのエチオピア人の少女が奴隷として売られていたのである。ハンカチ一、二枚、小さな箱と交換するだけで人身売買が成立した。「私たちのガイドがカエルのようにうずくまっている奴隷を棒でつついた[20]」とナイチンゲールは記述しているが、いささかも感情的な言辞を発していない。この無言の態度こそ簡単に解決しない問題の深さを示しているのではあるまいか。

ハーレムでの体験

ナイチンゲールが自らの意志に従って看護の仕事を遂行していく決意を下す要因となった出来事が、エジプト旅行の最後に認められた手紙に示唆されている。それはナイチンゲール自らが、「わが生涯で最も不可思議な一日となるかもしれない」[21]と語っていることで、エジプト太守となるサイード・パシャのハーレムを訪れたときに起きた。ナイチンゲールはそこで美しいパシャの妻と出会うが、妻は幽閉され自由な行動を制限されていたのである。ナイチンゲールはその姿に倦(アニュ)

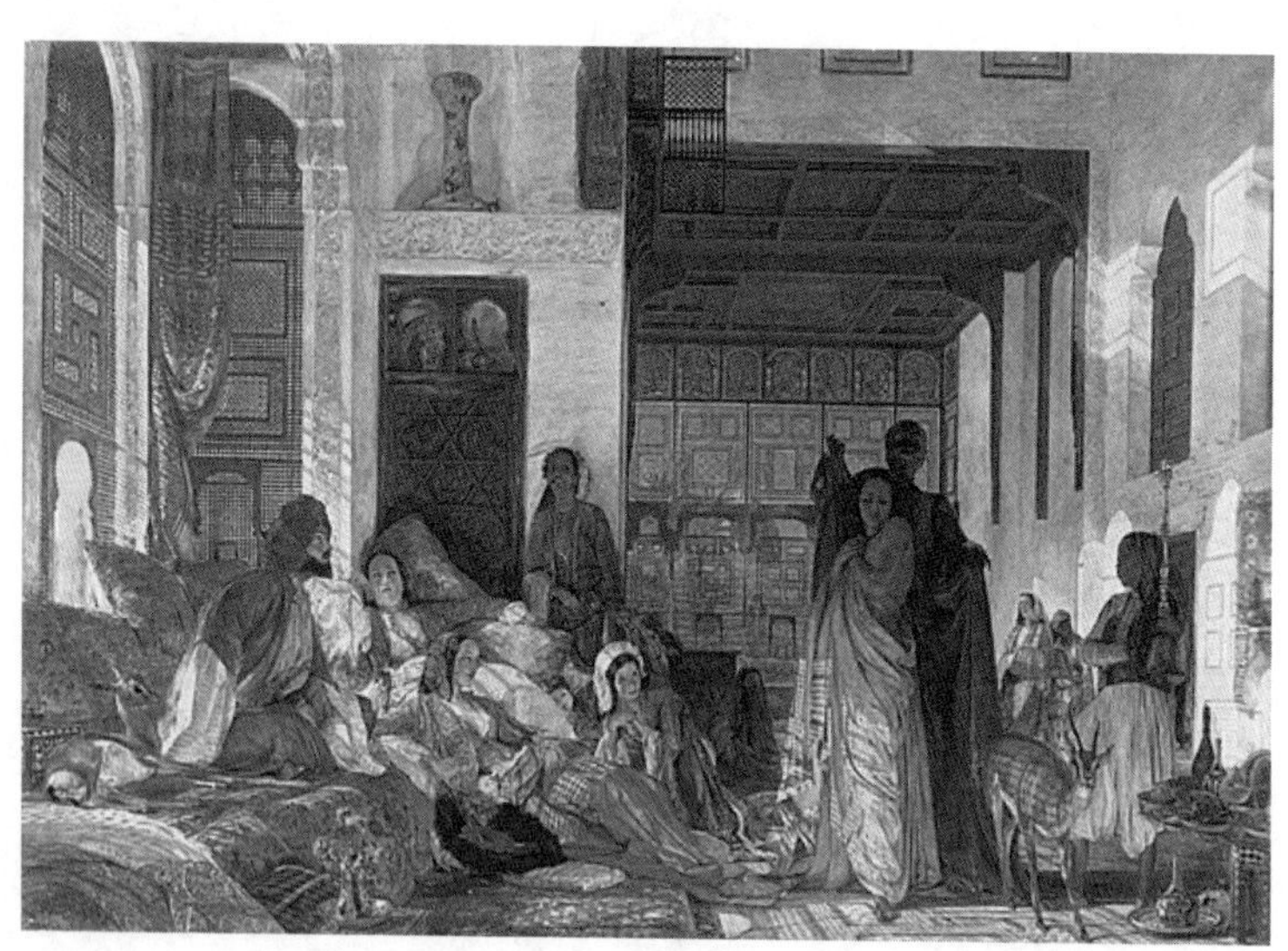

図3　ジョン・フレデリック・ルイス『ハーレム』（1860年代）
（The Harem — Introduction of an Abyssinian slave by John Frederick Lewis, 1860s / public domain）

怠の極地を見出す。
それは同時に、自分の意志で社会に出ることもままならないヴィクトリア朝の女性がおかれた典型的な状態と重なってきたのである。また同時に、看護の世界へ自らが邁進するのを妨げる、目に見えない堅固で巨大な隔壁とも映ったのだった。

家庭の女性たちを外部の目から隠そうとするモスリムの慣行である「ハーレム」(原義はアラビア語で「神聖な場所」を意味する:図3)は、オリエンタリズムの文脈の中で読み解かれねばならない。[22]十七世紀以降、そのイメージは西欧の想像力に訴え、モーツァルトの音楽、アングル、ドラクロワなどの絵画、[23]モンテスキュー、マルキ・ド・サド、バイロン、ピエル・ロティなどの文学の創出に寄与してきた。トポスとしてのハーレムはエロティックな夢想を解放する場である一方、倦怠(アニュイ)、フラストレーションをかこつ悪夢のような陥穽(かんせい)でもあった。[24]「この壮麗な後宮が醸成する倦怠(アニュイ)は、私の想い出の中で地獄界となって揺曳(ようえい)していくであろう」[25]とハーレムを訪れたナイチンゲールは吐露しているが、その眼に入ったのは、女性に無為を強いる「地獄」そのものであったのだ。それはまさに看護という仕事を拒絶する家族の圧力、女性の社会参加を拒むヴィクトリア朝社会の威圧そのものの輪郭があらわになった瞬間でもあった。

その後、再びナイチンゲールは東方へ戻ってくるのだが、それはスクタリの野戦病院へ、であった。

引用文献

▼1 中島俊郎：英国流 旅の作法—グランド・ツアーから庭園文化まで、一八〜八〇頁、講談社学術文庫、二〇二〇
▼2 Robinson, Jane : Wayward Women: A Guide to Women Travellers, p.vii-x, Oxford University Press, 2002
▼3 Dolan, Brian : Ladies of the Grand Tour, p.3-14, Flamingo, 2002
▼4 Keele, Mary (ed.) : Florence Nightingale in Rome: Letters Written by Florence Nightingale in Rome in the Winter of 1847-1848, p.28-29, American Philosophical Society, 1981
▼5 前掲書3 p.60-61
▼6 Dickens, Charles : Pictures from Italy, Bradbury & Evans, 1846
▼7 Strachey, Lady Constance (ed.) : Later Letters of Edward Lear, Author of "The Book of Nonsense", to Chichester Fortescue (Lord Carlingford), Frances Countess Waldegrave, and Others, p.327, Fisher Unwin, 1911
▼8 Polezzi, Loredana : Italy, Post-1800. *In* Literature of Travel and Exploration: An Encyclopedia, ed. by Speake, J., p.629-634, Fitzroy Dearborn, 2003
▼9 前掲書8 p.630
▼10 https://es.wikiqube.net/wiki/Translatio_imperii
▼11 前掲書4 p.31-33
▼12 前掲書4 p.73
▼13 Cook, Edward : The Life of Florence Nightingale, Vol. I, p.406, Macmillan, 1914
▼14 前掲書13 p.105
▼15 Nightingale, Florence : Letters from Egypt: A Journey of the Nile 1849-1850, Weidenfeld & Nicolson, 1988
▼16 Hamilton, Jill : Thomas Cook: The Holiday-Maker, p.167, 169-170, Sutton Publishing, 2005
▼17 前掲書15 p.201, 213
▼18 前掲書15 p.24
▼19 前掲書15 p.26-28
▼20 前掲書15 p.88
▼21 前掲書15 p.205, 208
▼22 Yeazell, Ruth Bernard : Harems of the Mind: Passages of Western Art and Literature, p.74-83, Yale University Press, 2000
▼23 稲賀繁美：絵画の東方—オリエンタリズムからジャポニズムへ、一〇〜六九頁、名古屋大学出版会、一九九九
▼24 前掲書22 p.81-82
▼25 前掲書15 p.208

十九世紀フランスの文芸・政治サロン

――レカミエ夫人を知っていますか?

野澤 督

野澤督　のざわ・あつし
大東文化大学外国語学部英語学科 講師
専門は十九世紀フランス文学（主にシャトーブリアンをはじめとする前ロマン主義時代の旅行記）。レンヌ第二大学大学院専門研究課程（DEA）修了、同大学院博士課程満期退学。国際基督教大学特任講師を経て、二〇一八年より現職。
二〇一八年NHKラジオ「まいにちフランス語入門編」講師。
著書に『アクション！フランス語A1』（共著）（白水社）、『コフレ フランス語基礎単語集』（共著）（朝日出版社）、『他者とつながる外国語学習をめざして─「外国語学習のめやす」の導入と活用』（共著）（三修社）など。

パリのバック通り一二〇番地の建物の壁にプレートが一枚かけられている。一八四八年七月、フランスの作家であり、政治家のシャトーブリアンがそこで逝去したことを伝えてくれる。シャトーブリアンがいた三つ上の階に、メアリー・エリザベス・モールが住んでいた。彼女は一八〇一年に渡仏し、その後、文芸サロンを主宰する。同じくサロンを主宰するジュリエット・レカミエとの交友は十八年に及んだ。モール夫人は一八六二年に『レカミエ夫人―フランスの社交界史素描』を出版する。ルノルマン夫人がまとめた『レカミエ夫人―追想と書簡』(一八五九年出版)に散見される間違ったレカミエ夫人像を正すために、自身が目にしたレカミエ夫人の人柄や生活を語れるほどの間柄であったことがうかがえる。

一八六一年一二月一三日、フローレンス・ナイチンゲールはモール夫人に手紙を一通書いている。そこで、女性は男性より他者によく理解を示すというモール夫人の主張に対してナイチンゲールは反論した。自身の経験を根拠に、ナイチンゲールはこの特性はむしろ男性的であり、彼女自身もその特性を有している、という。そして、レカミエ夫人もまたこの特性をもっていると書いている。

さて、ここで話題にのぼったレカミエ夫人とは何者なのか。晩年にレカミエ夫人と親密な関係にあったフランス人作家であり、政治家であるシャトーブリアンの回想録『墓の彼方か

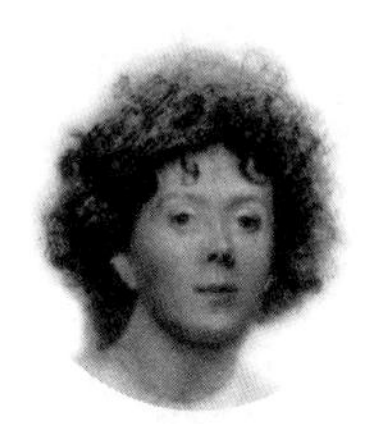

メアリー・エリザベス・モール（クラーク）
Mary Elizabeth Mohl（Clarke）
1793-1883

イギリスのウェストミンスター生まれ。父の死後、母と祖母とともにフランスに移住する。財力も権力も美貌ももたなかったが、レカミエ夫人の後押しで文芸サロン「クラーキー」（彼女のニックネーム）を主宰すると、彼女の独創性と機知あふれる会話に魅了されて多くの知識人が集まり、大成功を収めた。1847年に東洋学者ユリウス・フォン・モールと結婚し、モール夫人となる。
ナイチンゲールは青年期に家族とともに「クラーキー」を訪れており、メアリーに大きな影響を受けた。メアリーもナイチンゲールを気に入り、27歳の歳の差を超えて2人は親友となり、親交は長年にわたって続いた。

らの回想』[1]から、レカミエ夫人の人間像をみていくことにしよう。

「一番美しいフランス人女性」

十九世紀前半のフランスのサロン界の中心にレカミエ夫人（ジュリエット・レカミエ［Juliette Récamier］：一七七七〜一八四九）はいた。彼女を語るうえで、その美貌を無視することはできない。レカミエ夫人は十九歳の若さで社交界において人気を博し、パリ中の称賛を受けたといわれている。シャトーブリアンは彼女のことを「一番美しいフランス人女性」[2]と形容している。

また、彼女は流行にも敏感だった。ジャック＝ルイ・ダヴィッドが描いた、長椅子に腰掛けている「レカミエ夫人の肖像」（一八〇〇、未完成：**図1上**）や、その弟子のフランソワ・ジェラールが描いた「ジュリエット・レカミエの肖像」（一八〇二〜〇五：**図1下**）には、当時流行の髪型をし、流行の古代風ファッションを身にまとったコケティッシュなレカミエ夫人がいる。二十七歳年上の銀行家ジャック＝ローズ・レカミエとの結婚とそのプラトニックな関係、プロイセン王子アウグスト公との恋と彼女の貞淑さ、そしてシャトーブリアンとの夫婦同然の関係など、その美貌に魅了された幾多の有名人たちとの交友や恋愛事も話題に事欠くことはなかった。

女性が牽引したサロン文化

たしかにレカミエ夫人は人を惹きつける不思議な魅力をもった人物であったようだが、その魅力は優れた容姿だけによるものではない。彼女の優れた才気も強調しておかなければならない。レカミエ夫人はサロンの主宰者である。十七世紀フランスのランブイエ夫人やスキュデリー嬢のサロンに代表されるように、歴史的に女性がサロンの文化を率いてきた。会話を楽しむ有閑の場であったサロンは、やがて教養やマナーを洗練させる社交の場へと変貌し、宮廷文化とは異なる新しい文化や価値観を生み出していく。

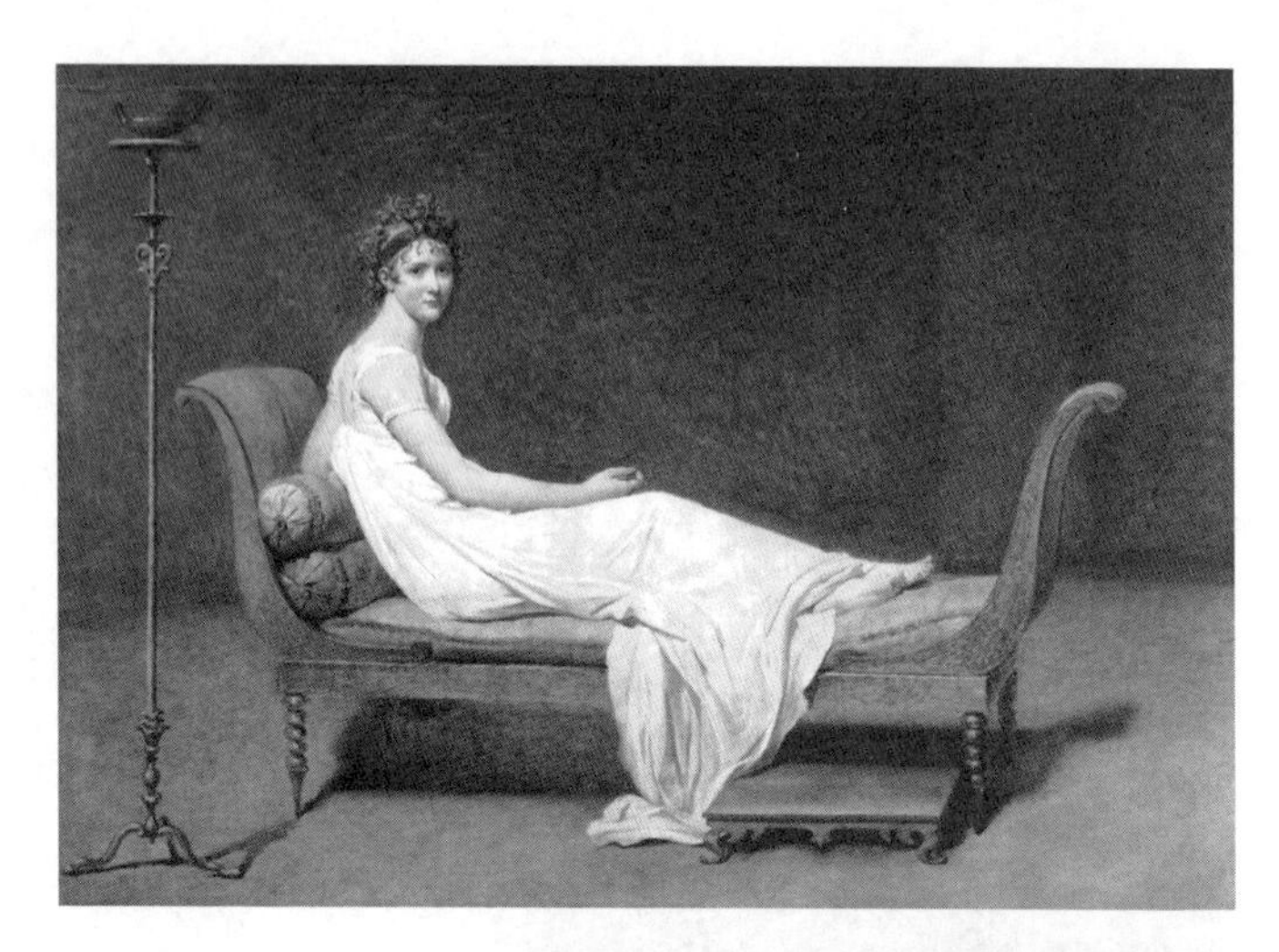

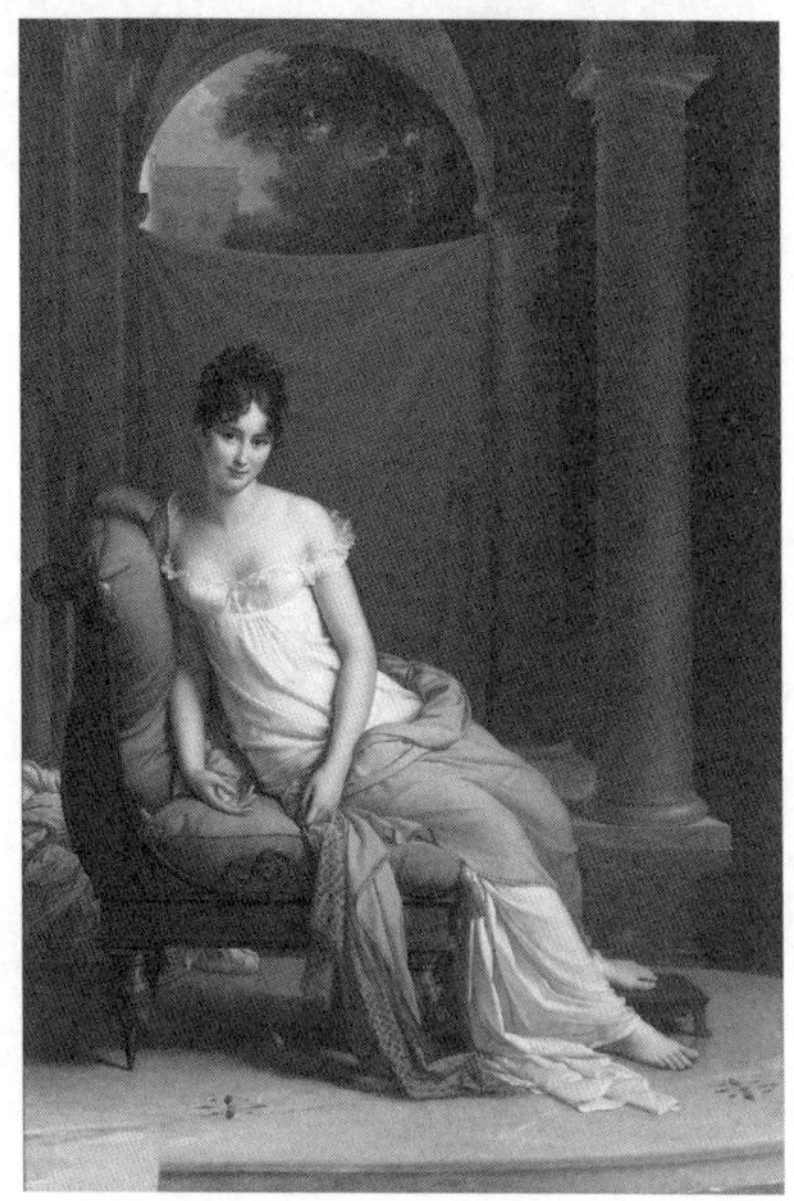

図1　レカミエ夫人の肖像
（上：ジャック＝ルイ・ダヴィッド「レカミエ夫人の肖像」，1800年，ルーブル美術館／下：フランソワ・ジェラール「ジュリエット・レカミエの肖像」，1805年，カルナヴァレ博物館）

特に文学へ与えた影響も大きかった。いささかの誇張は否めないが、「ルイ十三世、ルイ十四世（ヴェルサイユのサークルでの）、ルイ十五世（かのポンパドゥール夫人が当時の「フランス」のサロンを仕切っている）、ルイ十六世の頃の文学はすべてサロンの中で生まれている」[▼3]。いずれにしても「フランスの「大世紀」、すなわち十七世紀、十八世紀において、女性たちの文学的教養は無視できない」[▼4]事実は変わらない。十九世紀前半、レカミエ夫人の部屋にも多くの文人や知識人が集い、会話をし、新しい文芸を生み出していく。十九世紀後半に崩壊の兆しがみえたサロン文化は二十世紀に崩壊したといわれるが、レカミエ夫人がいた時代には、たしかにまだサロンの文化が残っていた。

そしてレカミエ夫人の影響は文芸界にとどまらない。彼女のサロンにはシャトーブリアン、コンスタン、メリメ、ラマルチーヌといった一流作家、政治家と並んで、マチュ・ド・モン

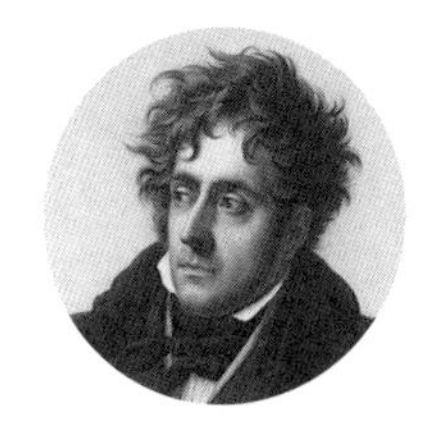

フランソワ＝ルネ・ド・シャトーブリアン
François-René de Chateaubriand
1768-1848

「フランス・ロマン主義の父」と呼ばれる作家、政治家。フランス・ロマン主義の確立に大きな影響を与えた。代表作は『アタラ』『ルネ』など。

ブルターニュの地方貴族の家に生まれた。フランス革命に失望し、単身渡米。帰国後に反革命軍に参加するが、負傷してイギリスに亡命する。王政復古時代に外交官、外務大臣を務める。1830年の7月革命後は新王に忠誠を誓わず、文学生活に入る。

晩年に回想録『墓の彼方からの回想』を執筆した。

モランシーのような王政復古派の面々が集った。そして「そこでは旧君主制と新帝政の名士たちと会える」[▼5]とシャトーブリアンが記しているように、ベルナドッテ、マッセナ、モローといった帝政時代の将軍たちも顔を出している。「いつからレカミエ夫人の家で閣議が行われるようになったんだ」[▼6]とナポレオンが皮肉を口にしたほどだ。

文芸サロンが有する反逆の精神

サロン文化の歴史の端緒には、体制に圧服させられる中で独立や自由の精神を守る者たちの反抗があったといわれる。「こういう反逆の精神が文芸サロンという社交の場を編み出したと考えれば、その後の芸術・文学サロンが、その時代時代の反時代的性格を根本にもつにいたったことは充分に理由があるわけである」[▼7]。

無論、レカミエ夫人も例外ではない。帝政時代にも女性が反体制派の先頭に立っていた[▼8]ように、「ボナパルトに感服しながらも、レカミエ夫人は暴君そしてスタール夫人[★1]の敵に対して嫌悪感を示し続けた」[▼9]。深い交友があったスタール夫人がナポレオンとの不和から国外へと追放された際、レカミエ夫人はスイスのコペまでスタール夫人を訪ねている。そして、それが原因で彼女自身もパリ退去を命じられてしまう。スタール夫人は、レカミエ夫人に苦労をかけないために彼女との連絡を断つ。その後、スタール夫人が亡くなる直前まで、この二人が再会することはなかった。この十九世紀初頭のサロンにおいて最も有名な二人の女性、スタール夫人とレカミエ夫人を、『アドルフ』の作者であるバンジャマン・コンスタンが描写し、それをシャトーブリアンが後世に伝えている。「スタール夫人とレカミエ夫人の会話ほど魅力的なものはない。スタール夫人は矢継ぎ早に新しい考えをどんどん出し、レカミエ夫人がすぐにそれを理解し、どんどん評価していく。勇ましく力強い精神がすべてを明らかにしていき、繊細できめ細かい精神がすべてを理解していく」[10]。スタール夫人と互角に議論する才気煥発なレカミエ夫人の姿を確認することができる。

モール夫人に宛てた手紙の中でナイチンゲールは、レカミエ夫人がどのようにして正反対に位置する人々に助言を与えたり、理解を示したり、その者たちを支持したりすることができたのか理解できないと疑問を呈している[11]。ナイチンゲールは色眼鏡で文芸サロンを見てはいないだろうか。ナイチンゲールが書いているように、レカミエ夫人は声高らかに、そしてとりとめのないことについて雑談する調子で[12]、サロンの会話に興じていたのではない。「ある国に新たな文化時代が開始されるたびに、才能と教養のある女性がその中心に立って、そ

★1　アンヌ＝ルイーズ＝ジェルメーヌ・ド・スタール（1766-1817）は、十九世紀初頭を代表するフランスの作家。評論『文学論』や『ドイツ論』においてフランス・ロマン主義の理論的基盤を構築するとともに、小説『デルフィーヌ』や『コリーヌ』を執筆するなど、シャトーブリアンと並ぶフランス・ロマン主義確立の立役者として知られる。また、政治評論も積極的に行い、ナポレオンと終生対立する立場であった。

の時代の精神的綜合への橋を打ち建てる役割を果す」[13]のであれば、まさにレカミエ夫人はサロンを主宰する者の本分を全うしたのだ。自らの知性と教養、独立と自由の精神をもって、フランス革命後のフランス動乱期を生き抜いた彼女だからこそ、意見の異なる相手と議論し、理解し合うことで、その者たちを支持することができたのである。

引用文献

▼1 Chateaubriand, François-René de : Mémoire d'outre-tombe, 2 vols, «Pléiade», Gallimard, 1969
▼2 Chateaubriand, François-René de : Mémoire d'outre-tombe, vol.1, p.197, Gallimard, 1969
▼3 ルネ・バリバール（矢野正俊 訳）：フランス文学の歴史、八四頁、文庫クセジュ、白水社、二〇〇二
▼4 前掲書3、八一頁
▼5 Chateaubriand, François-René de : Mémoire d'outre-tombe, vol.2, p.174, Gallimard, 1969
▼6 前掲書2 p.174
▼7 菊盛英夫：文芸サロン—その多彩なヒロインたち、五頁、中公新書、一九七九
▼8 アラン・ドゥコー（山方達雄 訳）：フランス女性の歴史4 目覚める女たち、八五頁、大修館書店、一九八一
▼9 前掲書5 p.210
▼10 前掲書5 p.168
▼11 Nightingale, Florence : Ever Yours, Florence Nightingale—Selected Letters, p.233, Viraco Press, 1989
▼12 前掲書11 p.233
▼13 前掲書7、五頁

アンリ・デュナンとナイチンゲール
——赤十字の創設者が抱いたナイチンゲールへの思慕

喜多 悦子

喜多 悦子 きた・えつこ

笹川保健財団 会長

一九六五年 奈良県立医科大学卒業。一九九一年 Johns Hopkins大学公衆衛生大学院特別研修課程修了、のち同大学院特別研究員。NIH/NIEHS 米国立研究所／環境保健研究所客員研究員を経て、中国中日友好病院（JICA 専門家）、国立国際医療研究センター、UNICEF アフガン事務所保健栄養部長、WHO 緊急人道援助部緊急支援課長など、国際医療協力分野で経験を重ねる。一九八八年 日本政府よりパキスタン・ペシャワールに新設されたUNICEF に派遣。日本政府が海外の紛争地域に派遣した最初の日本人医師となった。二〇〇一年より日本赤十字九州国際看護大学教授、学長を経て、現在名誉学長。二〇一三年より笹川保健財団理事長、二〇一七年より現職。

エイボン女性大賞、厚生大臣賞、内閣総理大臣賞、外務大臣表彰受賞のほか、二〇〇六年ニューズウィーク 世界が尊敬する日本人一〇〇人に選出。

ナイチンゲール関連の論稿に「ナイチンゲールの今日的意義：開発理念の観点からナイチンゲールを読む」、日本赤十字九州国際看護大学紀要、一〇：三〜三四、二〇一一がある。

ナイチンゲール生誕一〇〇年の一九二〇年以来、赤十字国際委員会（ICRC：International Committee of the Red Cross）は隔年ごとに「フローレンス・ナイチンゲール記章」を授与してきた。当初、紛争地や災害時に貢献した女性看護師を対象にしていたが、一九九一年以降は看護や公衆衛生分野で目覚ましい功績をあげた人とし、男性も対象となった。これまでに世界中で千五百人以上がその栄に浴している。赤十字の創設者は、一九〇一年に初のノーベル平和賞を受けたアンリ・デュナンだが、時折、赤十字はナイチンゲールがつくったものと誤解されるのは、この看護界最高の栄誉ある記章のせいかもしれない。

ナイチンゲールに憧れて

デュナンは、ナイチンゲールが生まれた八年後の一八二八年にスイスのジュネーヴに生まれた。この両者がヨーロッパ社会で脚光を浴びたのも約十年間隔である。ナイチンゲールはクリミア戦争での貢献後、特に後半生は病床生活を余儀なくされていたものの、名声と活動が表社会から消えることはなかったのに対し、デュナンは、北イタリアの戦場で傷ついた兵士を救援した経験を『ソルフェリーノの思い出』[★1]として出版した数年後と、四十代初頭、さらにノーベル平和賞を受賞した一九〇一年の三回、光が当たったほかは、社会の表にその姿は見えていない。

二人は一度も会ったことはない。が、お互いに意識はしていただろう。ナイチンゲール生誕二〇〇年に免じて許されるならば、優しく人道的であるだけでなく、やや情熱的すぎて目前の出来事に熱中しすぎるデュナンが、一世を風靡していたナイチンゲールという少し年長の、勇気と決断力ある女性への憧憬度が大きかったと想像する。『ソルフェリーノの思い出』の本をナイチンゲールに贈ったものの返事をもらえなかったが、恐らくがっかりはしていない。だからのちに、ソルフェリーノに向かった理由を問われたとき、デュナンはナイチンゲールの存在をあげている。

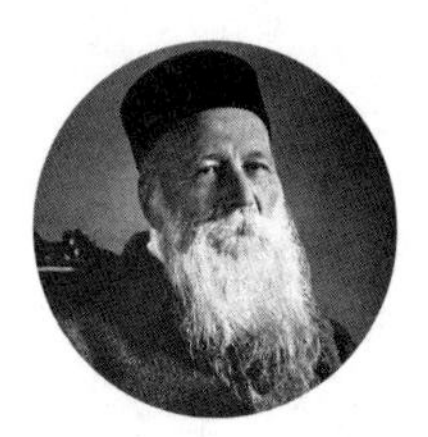

ジャン＝アンリ・デュナン
Jean-Henri Dunant, 1828-1910

スイスの実業家、篤志家。ジュネーヴの旧家に生まれる。

大学卒業後、フランス支配下のアルジェリアでアフリカ貧困救済のための製粉会社を営むが、事業がうまくいかず、経営再建交渉のためにパリへ赴く途中でイタリア統一戦争に遭遇した。戦地の悲惨な状況とそこでの救援体験を『ソルフェリーノの思い出』として出版し、戦場における中立的救護機関の設置を各国に訴えた。この提案に基づき、1863年、ジュネーヴにヨーロッパ各国代表が集まり赤十字規約を決議、翌年、12か国間で赤十字条約が調印され、国際赤十字の基礎となった。

1901年、国際赤十字の創設とジュネーヴ条約制定の貢献により、第1回ノーベル平和賞を受賞した。

デュナンはなぜソルフェリーノに向かったのか

再び、生誕二〇〇年に免じて、デュナンがソルフェリーノを通りがかった理由の想像を許されたい。当時のデュナンは、フランス領アルジェリアに開設拡張した大規模小麦粉工場の運営に行き詰まっていた。その水利権を陳情するため、イタリア戦線で指揮中の盟主ナポレオン三世に会いに向かう道中でソルフェリーノの惨状（図1）を聞き、立ち寄ったカスティリオーネの村に運び込まれている敵味方兵士の悲惨さに心をとらわれてしまったのである。結局、工場をめぐる借金でジュネーヴから排除されてしまったのだから、実業家としては成功しなかったが、デュナンという人の人間の根源にかかわる深い優しさと人としての信念──人道の想いが、阿鼻叫喚のカスティリオーネの虜になった理由だったと、私は思う。

実際、デュナンという人は、名門の家に生まれ、名門校に入学したものの成績不良で退学し、若き日にYMCAをつくったこと以外、大概のことは途中で投げ出したというか、次々と新たな関心事に転向していたようである。このような経緯を考えると、なぜ、ソルフェリーノだけが、デュナンの一生の糧になったのかしら、と不思議な気がする。が、それが赤

★1　一八五九年六月、商用でパリに向かう途中、デュナンは、イタリアの町ソルフェリーノの近くで、イタリア統一戦争に遭遇。戦地で死体が散乱し、負傷者が倒れたまま放置されている惨状に衝撃を受け、看護に献身したときの経験を『ソルフェリーノの思い出』として本にまとめた。

十字をつくったことは紛れもない事実である。現場人間のデュナンがなしたことは、国際的組織と未来につながる理念の創出だった。

ナイチンゲールとデュナン

一方、少し皮肉的にみると、ナイチンゲールはクールで理性的すぎる。当時世界一の大英帝国陸軍が大挙しても勝てず、戦傷よりも栄養障害や不衛生、さらにいえば管理不備によって多数の兵士が命を失う現場を経験したことで、なお中世意識が強い諸侯による戦闘状態が蔓延する国際社会――当時はヨーロッパ――で、敵味方なく傷病者を救援する、それも素人組織が請け負うなど、夢物語！に聞こえたのだろう。制度や体制、管理の重要性を肌身で感じていただろうナイチンゲールが、赤十字にもろ手を挙げ

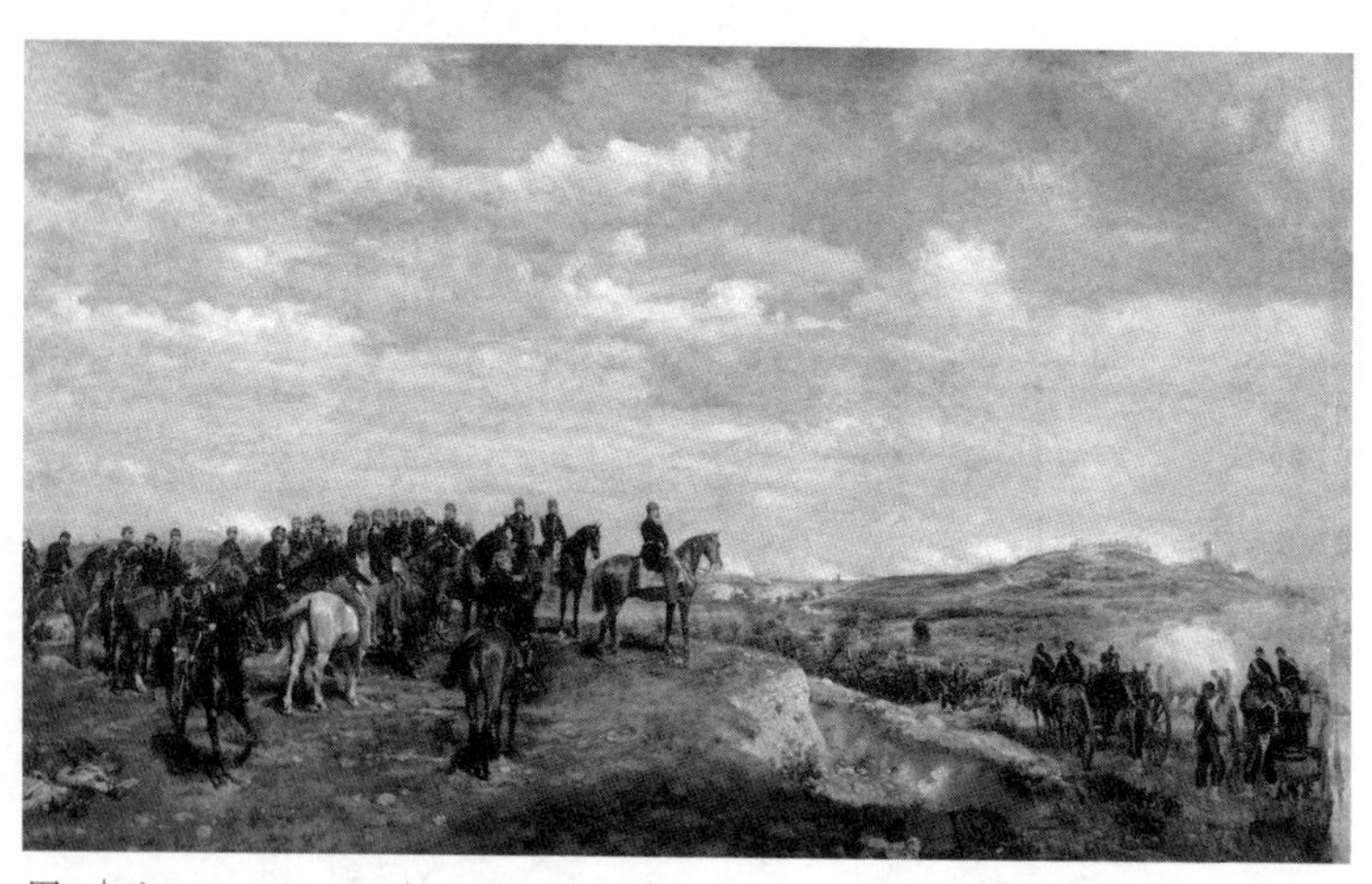

図1 ジャン＝ルイ＝エルネスト・メッソニエ「ソルフェリーノの戦場に立つナポレオン3世」
(Napoléon III à la bataille de Solférino, Jean-Louis-Ernest Meissonier, 1863, Musée d'Orsay)

て賛成しなかったのも理解できる。「冷たい反応……」とデュナンは落ち込んだだろうか？恐らく、デュナンは落胆しなかった。敬愛するナイチンゲールを悪く思ったりはしない、できなかった。「きっと忙しいのだ！」とか、「体調がお悪いのだ……」と自分を納得させたかもしれない。

だからこそ、逼塞してジュネーヴを離れたデュナンに一時的に光が差した一八七〇年代、ロンドンでの「捕虜の取り扱い」に関する講演会後、ナイチンゲールから招待があったにもかかわらず、逢いに行けなかった。敬愛する、偉大なナイチンゲールに、今の落ち目の自分が会うわけにはいかなかった。なんとナイーブで、優しすぎて、謙遜しすぎるのか！私には、デュナンのため息が聞こえる。そして、「わざわざフランス語の招待状を送ったのに、どうしてアンリは来ないの？フン……」と、ちょっと眉をひそめたナイチンゲールの落胆がみえる。

晩年のデュナン

一見気まぐれに見えるデュナンは純粋すぎたのだろう。ジュネーヴ、そしてヨーロッパの一線から身を隠さざるを得ない状態に陥ったのち、いささかの保護者はいたが、結果として、長い老後はスイスの田舎町ハイデンの保護所――老人病院のような一室で過ごした。ナイチ

Londres le 4 Sept. /72

Veuillez bien agréer, Monsieur,
l'expression de ma très
sincère reconnaissance pour
l'envoi de la Lecture que vous
avez donnée à Londres sous
la présidence de Lord Elcho.
Permettez moi en même temps
de vous féliciter de la réussite
de votre noble Oeuvre – oeuvre
vraiment de Dieu et de la
Civilisation de Dieu.

Je reconnais avec plaisir votre
bonté en rattachant mon
pauvre nom à la grande Oeuvre
parceque il me semble que c'est
reconnaître la manière dont
toutes les femmes Anglaises,

ナイチンゲールからデュナンに宛てた手紙（1872年9月4日）
（ICRC ARCHIVES (ARR)）

ンゲールが――いまだ明確ではないが――クリミア戦争後の半生を自宅のベッド上で過ごしたことと相通じるような気もするが、デュナンが若き日の情熱を自らの心の中に燃やし続けたのに対し、ナイチンゲールは、ベッドの上から、政府を、軍隊を、鼓舞し続けている。

一八九五年、世を忍んで、といわざるを得ない状態だったデュナンを、近隣ザンクト・ガレンの「レ・ガル」紙の新聞記者が取り上げたことでノーベル平和賞につながった。が、デュナンは、ハイデンを離れることはなかった。同じ頃、八十代に差しかかっていたナイチンゲールも、寝室に閉じこもる生活であったという。二人は、たった一回の戦場近傍での医療保健活動の経験から、現在も重要な救援、養護（care）、人道（humanity）の実践と背景となる理念を創出したにもかかわらず、人生の後半は社会の真ん中には存在していなかった。異なるようで同じ線路の上にあった二人は、同じように愛用のベッドから離れられない後半生を送り、同じ一九一〇年、ナイチンゲールは八月一三日に、デュナンは一か月半後の九月三〇日に、この世を去った。

最後に、二人の没後一一〇年に免じて、想像することを許されたい。

神の前で、ナイチンゲールが言う。「スクタリではね……、軍隊がね……、政府がね……」と。応えてデュナンが言う。「ふふふ、プロでもうまくいかなかった……。けど、カスティリオーネの村人たちはね……」と。

\\ところでそもそも//

赤十字病院とナイチンゲールのかかわりとは？？

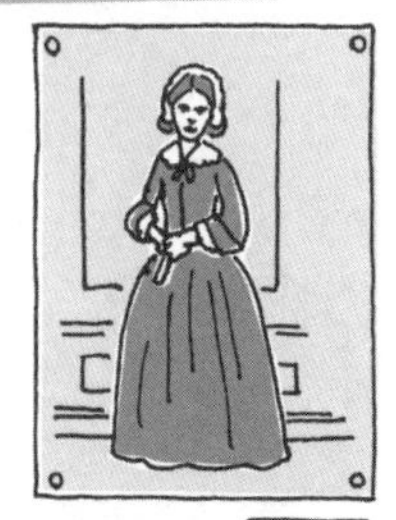

赤十字社はスイスのアンリ・デュナン（1828~1910）によって「人の命を尊重し、苦しみの中にいる者は敵味方区別なく救うこと」を目的として設立されました。そのデュナンは同時代に活躍したナイチンゲールから影響を受け、高く評価していたと言われています。

そこで赤十字国際委員会は、傷病者の看護の向上に貢献し、人道博愛精神の昂揚に尽くしたナイチンゲールの功績を称えるため、1920年に「ナイチンゲール記章」を創設し、2年に一度、看護活動に顕著な功労のあった人を表彰しています。

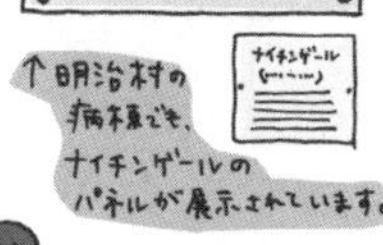

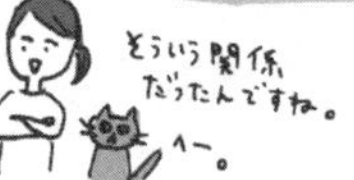

紛争下において敵味方の区別なく負傷者を保護する役割を担う赤十字は、1907 年および 1912 年の赤十字国際会議において、顕著な功績のある世界各国の看護師を顕彰し、記章を授与することを決定した。ナイチンゲール生誕 100 周年を記念して、1920（大正 9）年に第1回「フローレンス・ナイチンゲール記章」の授与が行われ、以降、赤十字国際委員会（ICRC）が隔年でナイチンゲールの誕生日 5 月 12 日に受章者を発表している。

2021 年 5 月 12 日、「第 48 回フローレンス・ナイチンゲール記章」の受章者発表があり、18 の国と地域から 25 名が受章した。第 1 回からの受章者総数は 1,543 名となり、そのうち日本からの受章者は 112 名（2021 年現在）で、世界最多である。

博物館明治村に移築保存されている日本赤十字社中央病院病棟には、ナイチンゲールの肖像とともに、ナイチンゲール記章の歴代受章者のパネルが展示されている。

（参考：日本赤十字社ウェブサイト）

（イラスト）公開ウェブサイト ● 教養と看護
楠木雪野「明治村の“ ナイチンゲール病棟 ”を訪ねて」より

https://jnapcdc.com/LA/meijimura/

オクタヴィア・ヒルとナイチンゲール
——貧困者の不衛生な住宅環境を改善する

出島 有紀子

出島 有紀子　でじま・ゆきこ

桜美林大学リベラルアーツ学群人文学系 准教授

二〇〇三年 津田塾大学大学院文学研究科博士課程単位取得満期退学。一九九九年 ウォーリック大学大学院歴史学修士（社会史・文化史）。専門分野はイギリス社会史・文化史。

著書に『イギリス近現代女性史研究入門』（共著）（青木書店）、『欲ばりな女たち—近現代イギリス女性史論集』（共著）（彩流社）、「ヴィクトリア朝英国と英領インドにおける医学学位と女子医学生」、史潮、八一：四〜一九、二〇一七など。

「すべての街路に一人ずつオクタヴィア・ヒルがいたら、ロンドンは再生するだろうに」――ロンドンの貧困問題への対策が進まないことを嘆いていたフローレンス・ナイチンゲールは、このような言葉を残している。

オクタヴィア・ヒル（一八三八～一九一二）は、現在では自然景観や歴史的建造物の保全活動をするナショナル・トラストの生みの親として知られているが、十九世紀後半のイギリスでは、ロンドンの貧困者を対象とした住居管理活動で高く評価されていた。住居管理活動とは、労働者階級の住宅問題への対策の一つである。過密化が進み、衛生面に問題があった都市の集合住宅を改善しなければならないという議論は、一八六〇～七〇年代にかけて盛り上がりをみせていた。労働者階級の住宅の改善に関する法律が次々に制定されては修正され、議会のみならず各地の集会や雑誌への投稿記事でもこの問題が議論された。手っ取り早い改善策は、不衛生な集合住宅を壊して新しい住宅を建てることであったが、こうした住宅はすぐにまた不衛生な状態になり、解決は容易ではなかった。

そこで注目されたのが、独自の活動を行っていたオクタヴィア・ヒルである。彼女は、住人がいる状態の古い集合住宅をそのまま買い取り、家主の立場で毎週家賃を回収しながら住人たちと親しくなり、彼らに家計のやりくりや衛生的な暮らし方を教え、仕事をみつけて自

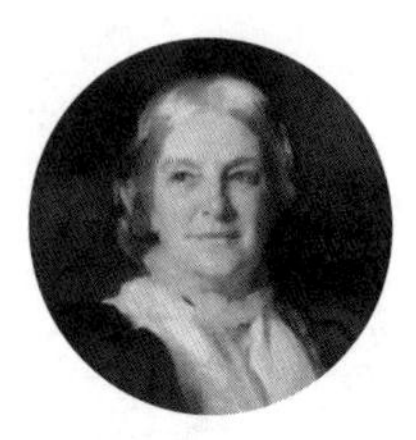

オクタヴィア・ヒル
Octavia Hill, 1838-1912

社会改革者、住宅改良運動家。ロンドンの過密した貧困地域に暮らす人々の住宅環境改善のため、公営住宅を含む福祉住宅の発展に力を注いだ。さらに貧しい人々のためのオープン・スペース運動を推進し、それが「歴史的名勝地と自然的景勝地のためのナショナル・トラスト」（ナショナル・トラスト）の設立につながった。
姉は慈善団体カール協会の設立者ミランダ・ヒル、祖父は公衆衛生改革の先駆者トマス・サウスウッド・スミスで、彼の「瘴気説」はナイチンゲールの公衆衛生の考え方に大きな影響を与えた。

立させた。住人の生活改善を通して住居を改善するという方法である。「ヒル方式」と呼ばれたこの住居管理活動は、やがて各地に広がり、海外にも伝えられた。一八八七年には、「ヴィクトリア女王の治世に最もイングランドのためになる功績があった三人の女性」が女王の即位五十周年記念祭に招かれたが、その中にナイチンゲールとヒルが含まれていた。[▼1・★1]

ナイチンゲールのヒルに対する評価

ナイチンゲールとオクタヴィア・ヒルは特に親しい間柄だったわけではないが、互いの活動を称賛し、応援していた。ナイチンゲールは一八七三年にジョージ・エリオットの小説

『ミドルマーチ』の書評を書いているが、その中にヒロインの生き方への批判という形で、ヒルの活動への賛辞を述べている。[▼2・★2] 本稿の冒頭に書いたナイチンゲールのヒルに対する評価は、この書評を執筆していた時期に書かれたメモだと思われる。

ヒルは一八六六年以降、労働者階級の住宅問題への見解や自らの手法を雑誌論文やパンフレットで発表し続けていた。公衆衛生や住環境改善の話題に通じていたナイチンゲールはこれらを読んでいたのであろう。ナイチンゲールは、『ミドルマーチ』のヒロインであるドロシアは理想主義者であるが、その理想を現実にする行動を起こさなかったと分析し、現実に存在しているヒルと比較している。

しかし身近なところでは、現実の世界で、［……］自分の理想をまさに現実にしてきた一人の女性がいる。ロンドンの最も貧しい地域で住居管理を行い、自ら家賃回収人になって、自力で職をみつけられない人々のために仕事を探してくる。彼女は家庭訪問員の制度を整えた……個人対個人の関係において共感と教育をもたらした。もしロンドンのイーストエンドのすべての街路に［……］このような女性がいたら、イーストエンド中が説得されて立派なクリスチャンになるだろう。『ミドルマーチ』の「優しくて悲しげで熱意のある」ヒロインも、このような仕事に着手することはできなかったのだろう

★1　残る一人は、社会改革者で反売買春運動家のジョセフィン・バトラーである。
★2　一八七三年五月に Fraser's Magazine 誌に掲載された。

か。[3]

ナイチンゲールが評価していたのはヒルの実行力であった。言葉で理想を語るだけの人々に辟易していたナイチンゲールは、実際に役に立つ行動を起こすことのできる人物が必要だと考えており、ヒルはその意味で優れた活動家だった。また、実際に救済対象の人々と「個人対個人」として継続的に接し、信頼関係を築いたうえで、日々の暮らしを改善していくというヒルの手法が、ナイチンゲールには共感できるものであったのだろう。ナイチンゲールは貧困問題について、必要なのはケアと治療であり、飢える人々を罰するのではなく、彼らに自活の方法を教えるべきだ、と述べている。これはヒルの方針と共通する考え方であった。[4]これらの理由により、ナイチンゲールは、この時点ではおそらく会ったことのないヒルを、自分の同志のように感じていたのではないだろうか。

病人の看護に人生を捧げたナイチンゲールと病の予防に人生を捧げたヒル

ナイチンゲールのヒルに対する評価は、その後も変わらなかった。一八七八年には都市の貧困問題の対策を提言する文章を書いているが、その中で「住宅改善、貧困者の住居管理、家賃回収、そして徐々に住居と住人を改良することを、オクタヴィア・ヒルから学べないだろうか」と述べている。[▼5] また、貧しい患者たちの悪癖に悩む看護師に、自ら書いたヒル宛ての手紙を持たせ、ヒルの住居管理を学ばせてもいた。[▼6] ここからは、ナイチンゲールがヒルの手法を、救貧活動一般に有効であるとみなしていたこと、そして貧しい人々に接する看護師も学ぶべきものと考えていたことがわかる。

さらに、一八八五年のナイチンゲールの手紙の中では、従妹の子であるイーディスの健康が回復してオクタヴィア・ヒルのもとで働けるようになることを願っている言葉がみられる。[▼7] ナイチンゲールのヒルに対する信頼は固いものであったようだ。翌年にはナイチンゲールからヒルの活動に多額の寄付があり、手書きの礼状が交わされた。この頃ヒルは住居管理と並行して、過密住宅の住人が庭代わりに緑地空間を楽しむためのオープン・スペースを提供する運動も行っていた。不衛生な住環境に苦しむ人々に新鮮な空気とくつろぎの空間を与えるこの運動は、ナイチンゲールも賛同するものであった。[▼8・★3] ヒルはナイチンゲールに心のこもった礼状を書いた。ナイチンゲールはこの「良識と信念にあふれた」手紙に感激し、「彼女がこんなに親切な方だとは知りませんでした」と姉に書き送っている。[▼9]

オープン・スペース運動の延長として、一八九五年にナショナル・トラストが設立された。近隣住民だけではなく、国民のために、自然景観の美しい場所を買い取って保全することを

★3　「ナイチンゲールはオープン・スペースの問題について深く理解している」とヒルが述べたという記述が、ヒルの姉ミランダから友人への手紙の中にある。

目的として造られた市民団体で、現在も発展し続けている。ナショナル・トラストの初代名誉事務局長を務めたライオネル・カーティスは、ナイチンゲールは「病人の看護に人生を捧げ、オクタヴィア・ヒルは病の予防に人生を捧げた」と述べた。[▼10] 二人は、互いの理想を目指す活動を支え合う関係だったといえるだろう。

引用文献

▼1 Hill, William Thomson : Octavia Hill : Pioneer of the National Trust and Housing Reformer, p.123, Hutchinson, 1956

▼2 前掲書１ p.191

▼3 前掲書１ p.191-192

▼4 McDonald, Lynn (ed.) : An Introduction to Her Life and Family, Collected Works of Florence Nightingale, Vol. 1, p.68, Wilfrid Laurier University Press, 2002

▼5 McDonald, Lynn (ed.) : Florence Nightingale on Society and Politics, Philosophy, Science, Education and Literature, Collected Works of Florence Nightingale, Vol. 5, p.162, Wilfrid Laurier University Press, 2003

▼6 前掲書５ p.206

▼7 Nightingale, Florence : Letter to Alice Bonham Carter, 15 February 1885. 前掲書４ p.454

▼8 木村美里：ヴィクトリア朝における二人の女性社会改良家：オクタヴィア・ヒルとフローレンス・ナイチンゲールの関係をめぐって、聖学院大学総合研究所 Newsletter、二五（二）：五、二〇一六

▼9 Nightingale, Florence : Letter to Parthenope Verney, 9 July 1886. 前掲書４ p.376

▼10 前掲書１ p.13

エリザベス・ブラックウェルとナイチンゲール
——看護教育における接点と分岐点

岡山 寧子

岡山 寧子 おかやま・やすこ

同志社女子大学看護学部・大学院看護学研究科 特別任用教授
一九七七年 聖路加看護大学（現・聖路加国際大学）卒業。聖路加国際病院看護師、大阪府立看護短期大学講師、京都府立医科大学医学部看護学科・大学院保健看護研究科教授を経て、同志社女子大学看護学部・大学院看護学研究科教授、二〇二〇年より現職。博士（医学）。
著書・訳書・著作に『ヘルス・フィジカルアセスメント』（共著）（照林社）、バージニア・G・ドラックマン『ホスピタル・ウィズ・ア・ハート』（共訳）（明石書店）、「同志社医学教育の歩み—同志社病院と京都看病婦学校」、同志社時報、一三九：一二四〜一二九、二〇一五、「京都看病婦学校同窓会機関誌の発刊と記述内容—『おとづれ』、第一巻一号〜第二巻一〇号（一九〇一〜一九一二年）から」、同志社女子大学総合文化研究所紀要、三四：一八四〜一九〇、二〇一七など。

看護教育史の一端からみたブラックウェルとナイチンゲール[1]

日本における近代看護教育の導入は一八八〇年代であり、その一つとして、アメリカで最初に訓練を受けた看護師、First Trained Nurse といわれるリンダ・リチャーズが直接指導した同志社病院・京都看病婦学校での教育がある。そこでの看護教育は、フローレンス・ナイチンゲールの教えに沿った非常に先進的なものであり、リチャーズの卓越した指導力をうかがわせるものであった。[2] いったい、このような優れた指導力をリチャーズはどのように培ってきたのだろうか。来日するまでにどのような看護教育を受け、看護を実践してきたのだろうか……そんな思いに駆られる。それを紐解くには、まず当時のアメリカにおける看護教育事情にさかのぼらなければならない。

アメリカでは、一八七〇年代に多少とも教育らしい体制を備えた近代的な看護教育が開始されている。その頃の学校の一つに、リチャーズが卒業したニューイングランド婦人子ども病院看護学校がある。当時アメリカにおける女性解放思想の高まりを背景に、それまで女性に門戸を閉じていた医学分野に進出するために果敢に挑戦した女医マリー・ザクルゼスカ（一八二九〜一九〇二）が一八六二年に設立した学校であり、リチャーズは最初の卒業生であった（一八七三）。ドイツ生まれのザクルゼスカは、幼少から女性のための医療への志をもち、医師を目指し渡米した。強い意志と情熱をもって医療という側面から女性解放運動に身を投じ、ニューイングランド婦人子ども病院と看護学校の設立およびその発展に生涯を捧げた人物である。[3]

アメリカにナイチンゲールの看護教育システムが導入される前から、ニューイングランド婦人子ども病院では、設置目的の一つに看護師の教育を掲げ、女医による看護教育がなされていた。女性解放運動の一貫として女性の医学への進出を助けようと設立されたこの施設で、ザクルゼスカがなぜ看護師の教育をも目指したのだろうか。実際にどのような教育を展開したのだろうか。その手がかりを探索する中で、ザクルゼスカと同じ志をもった先輩の女医エリザベス・ブラックウェルの存在が大きく浮かび上がる。[4]

ブラックウェルは、アメリカで医学の学位を授与された最初の女性である。女性に対する医学教育に貢献し、自らの存在をもって女性の医師像を世に示したパイオニアとして有名で

エリザベス・ブラックウェル
Elizabeth Blackwell, 1821-1910

イギリス・ブリストル生まれ。11歳のときに家族とともにアメリカに移住。ニューヨークのジェネヴァ医学校を卒業し、アメリカで女性として初めて医師の資格を取得した。また、イギリスで公的に医師登録された最初の女性でもある。アメリカで開業後、イギリスに戻り、1874年にロンドン女子医学校を開設。女性に対する医学教育に貢献した。

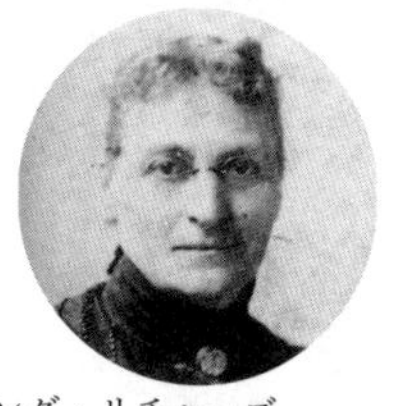

リンダ・リチャーズ
Linda Richards, 1841-1930

アメリカで専門的な訓練を受けた最初の看護師。1886年に宣教看護師として来日。西日本最初の看護師養成学校である京都看病婦学校と同志社病院の看護監督者となり、その設立や運営に尽力し、近代看護の日本への導入に貢献した。帰国後も多くの病院や看護学校の看護監督を務めた。

ある。その彼女が、女医としての人生を模索していた若い頃にナイチンゲールと出会い、終生友人として、また共に医療を担う者として同じ時代を生きたこと、そして何よりもこの二人の間で看護師の教育について、熱く議論してきた足跡があったのである。これこそ、リチャーズが受けた看護教育の源泉だったのではないだろうか。そんな思いで、その足跡を少したどってみたい。

女医のパイオニア、エリザベス・ブラックウェル ▼4・5

ブラックウェルは、イギリスにて実業家の両親のもと、九人兄弟姉妹の第三子として生まれた。後年、姉妹は新聞記者や医師、芸術家に、兄弟はアメリカで奴隷解放や女性解放運動に活躍するなど、もともと革新的な一家であった。十一歳のとき（一八三二）、一家は家業の失敗を機にニューヨークに移住した。十七歳で父を病気で失い、彼女は家族とともに私立学校を開き、生計を支えた。この間、彼女は奴隷解放や社会改革運動に加わり活動する中で、病気に苦しむ女性を救済すべく医師になる決心をした。

二十六歳のとき（一八四七）、正規の学生として入学できる医学校を探したが、女性に門戸を解放する医学校はなく、結局彼女の懸命な働きかけによりジェネヴァ医学校が入学を受け入れた。二十八歳（一八四九）で医学の学位を得た。卒業後、実地研修の場を探すもアメリカでは女性を受け入れる病院はなく、結局パリの大きな産科病院において助産学生の身分で実地研修をした。その後、イギリスのセント・バーソロミュー病院でも研鑽を積んだ。そのとき、科学者や様々な分野の人々との交流を深めることができた。その中で、ナイチンゲールと知り合い、共に医療に興味を抱く者として友好を深めた。当時、ブラックウェルは自身の医学への道を研鑽しているときであり、ナイチンゲールにとっても家族との絆を断ち切って、看護への道に歩み入ろうと苦悩していた時期であった。

三十歳のとき（一八五二）、アメリカに戻り女医として働く場を探したが、女医を受け入れる診療所も病院もなく、開業場所の借用さえ拒否される中で、彼女は強い意志をもって女性や子どもたちの診療を開始した。診療の合間には衛生改革に関する講演や執筆を行い、活動を広げた。翌年、ニューヨークに診療所を開き、一八五七年には、女医の妹エミリーとザクルゼスカの三人でニューヨーク婦人子ども病院を開設した。この病院は、女医のための実地研修の場でもあった。

三十七歳のとき（一八五八）再び渡英し、女医を育てる活動のための資金集めや啓蒙活動を行った。このときにナイチンゲールと再会し、クリミア戦争後に集まった基金をもとに看護教育の計画を進めていたナイチンゲールとしばしば看護教育や衛生教育について議論を交わした。ナイチンゲールから設立予定の看護学校の監督就任を要請されたが、結局、二人の意見が一致することはなく、ナイチンゲールの学校での協働は実現しなかった。

翌年、アメリカに戻る。一八六一年に勃発した南北戦争時には、女性救援中央協会を組織し、後にアメリカ合衆国衛生委員会の結成につなげた。戦時中、戦地で働く看護師の選考と教育に携わる。戦時における看護師の選抜・研修という発想は、クリミア戦争以降のナイチンゲールの影響とも受け取れる。一八六八年、ニューヨーク婦人子ども病院に付設して女子医科大学を設立、衛生学の教授となった。

翌年（一八六九）、学校が軌道に乗ると、再び渡英。それ以後イギリスに定住し、衛生思想の普及に務め、多くの社会運動に携わりつつ、女医の教育活動に尽力した。五十三歳のとき（一八六七）、体調を崩して静養中心の生活となり、もっぱら執筆活動に専念した。著書は衛生思想、宗教思想、性差の倫理など多彩であった。ナイチンゲールとの交友は続いていたが、二人の間で看護教育に関して議論したり協働するといったことはなかったようである。一九一〇年五月三十一日に八十九歳で死去。奇しくもナイチンゲールが亡くなった年でもある。

彼女は、医学教育は女性の道徳観の改革のための第一歩と考え、生涯、女性のための医学教育の普及に尽力した。気高い大志をもち、道徳的に行動する専門職としての女性医師像を自ら示すことで、パイオニアとしての道を切り拓いた。

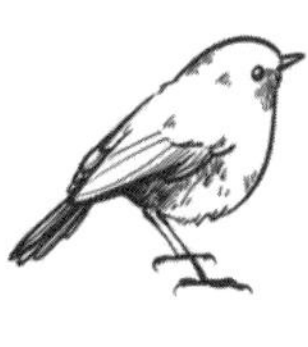

ブラックウェルとナイチンゲールの看護教育における接点と分岐点[6]

ナイチンゲールとブラックウェルとの交友の始まりは、二人とも三十代になる一九五〇年代で、ブラックウェルは医学への道を、ナイチンゲールも看護への道に突き進もうとしていた時期であった。ブラックウェルの自伝的スケッチには、二人が知り合った頃の記述がある。

私の最も大切な知人の一人はナイチンゲール女史である。当時の女子は、若い淑女として家庭にいたが、彼女は彼女の活発なエネルギーの発露を阻むいろいろな制限に対していらだっていた。私たち二人は私の宿泊しているホテルの暖炉のそばで、また美しいエンブリーの庭園を散歩しながら、現在の問題やまた将来の希望などについて何時間も語り合った。医学の究極の目的、すなわち医学の基礎であり、また最終目標は公衆衛生であるということを私に気づかせてくれたのはナイチンゲールであった。[1]

ナイチンゲールがまだ看護の道に歩を進めていなかった人生の苦悩の時期、ブラックウェルはナイチンゲールと知り合い、医療や衛生、看護に関心をもつ女性同士として熱い意見を交わしたことがうかがえる。このすぐ後にナイチンゲールはドイツのカイゼルスウェルト学園に看護の勉学に向かい、看護への第一歩を踏み出す。ブラックウェルはアメリカに戻り、苦労しながらも女医としての活動を進め、女医のための実地研修の場、女性や子どもたちに医療を提供する場であるニューヨーク婦人子ども病院を開設した。二人は、医療の中でも看護と医学という道にそれぞれ進み始めたのである。

次にブラックウェルとナイチンゲールが再び出会ったのは、一八五八年のことであった。ブラックウェルがイギリスにおいても女性の医学進出を実現させようと渡英したときで、ちょうどナイチンゲールが国民から送られた基金を使って看護学校を設立しようとその計画に取り組んでいた時期であった。ブラックウェルは自伝的スケッチの中にある妹エミリーへの手紙において、ナイチンゲールとの再会やそのときに話した内容を記述している。

> 一八五九年二月、エミリーへ
>
> 私はナイチンゲールが設立を望んでいる看護学校についての話を彼女として、今帰宅したところです。明日は、メントーン経由でパリに出発する予定です。彼女の健康状態は、精神的なプレッシャーで良好な状態ではありません。彼女がこの五年間に成し遂げてきたことを詳しく説明できませんが、それは莫大なもので、現在も大変な仕事をこなしています。私はこれまでに女性の中で彼女ほどの仕事をしている人を知りません。彼女こそやり手と呼ぶのにふさわしい人です。もちろん私たちは看護師養成計画について話し合いました。ナイチンゲールは、私がその計画にもっと関心をもってくれるよう望んでいます。そして、私に彼女の看護師教育計画に興味をもってほしい、イギリスに定

住し、アメリカでの仕事をあきらめてくれるよう決心してほしいと言いました。彼女は、この計画にかかわりながら私が診療を続けるのは不可能だと考えているようです。そうならば、彼女の計画を助けるのは無理だと思います。[1]

看護学校設立計画の骨子ができたときに、ナイチンゲールがブラックウェルにこの学校の管理者に就任してくれるよう要請したときの内容であろう。二人の間で看護教育についての様々な議論が交わされたと思われる。

このとき、ブラックウェルの看護教育への考え方として、看護教育は医師になるため通過しなければならない第一歩の教育であること、看護教育を含めた医学教育のための婦人病院の開設が必要であること、そして衛生学教授のポジションを設けて、この教授が病院・医学教育・看護教育全般の指導・責任者となること、などを示している。これはナイチンゲールの考え方とは距離があり、二人は議論を重ねていったが、結局その距離は縮まることはなく、実現には至らなかった。この結果に、ナイチンゲールはかなり失望したようであった。[7] それでも、ブラックウェルとナイチンゲールの交友は生涯途絶えることはなかった。広く衛生や健康保持の知識を普及していくことで社会改革を推し進めたいという考え方は二人の共通するところであったと思われる。しかしながら、もはや二人の間で看護や看護教育についての深い議論や協働するということはなかったようである。

ナイチンゲールとの看護学校設立の話し合いの後、ブラックウェルはアメリカに戻った。

ナイチンゲールとの議論を通して、ブラックウェルが抱いた医学教育・看護教育の構想は、自身で実現することはなかった。しかし、ブラックウェルから支援を受け、彼女の志を受け継いで女性のための医学教育の発展に生涯を捧げたザクルゼスカによって実現することになる。彼女は、医学校卒業後の女性が実地で研修できる教育病院の設立とともに、女医による看護教育を始めたのである。これが一八七三年にリチャーズが卒業したニューイングランド婦人子ども病院看護学校である。

このことから、ナイチンゲールとブラックウェルが協働して看護師の教育を実践することはなかったけれども、それぞれの考えのうえに立った、異なった形での看護教育を推し進めていったことがうかがえる。ブラックウェルやザクルゼスカは、女性のための医学教育推進活動の中にナイチンゲールが提案した看護師の教育を組み入れ、広く衛生や医学知識を普及させ、それによって社会改革を進めようと意図したのではないだろうか。そして、彼女たちの根底にある女性の衛生改革思想の中では、医学と看護の教育実践の両者を本質的には包括してとらえていたのではないだろうか。いずれにしても、ブラックウェルとナイチンゲールとの看護教育における接点は、アメリカの看護教育の始まりと発展に対して一筋の道をもたらしたものであると思わずにはいられない。

引用文献

▼1 依田和美ほか：看護におけるエリザベス・ブラックウェルとフローレンス・ナイチンゲールの接点、大阪府立看護短期大学紀要、一二（一）：一〇三～一〇八、一九九〇

▼2 岡山寧子：同志社病院・京都看病婦学校ではじめられた看護教育―リンダ・リチャーズの日本での活動から、京都府立医科大学雑誌、一一九（二）：八九～九八、二〇一〇

▼3 Drachman, Virginia G. : Hospital With a Heart : Women Doctors and the Paradox of Separatism at the New England Hospital, 1862-1969, p.21-43, Cornell University Press, 1984

▼4 岡山寧子：ニューイングランド婦人子供病院の背景事情と看護婦教育、大阪府立看護短期大学紀要、一二（二）：五七～六三、一九九〇

▼5 James, Edward T. et al. (ed.) : Notable American Women, 1607-1950 ; A Biographical Dictionary, p.161-165, The Belknap Press of Harvard University Press, 1971

▼6 Blackwell, Elizabeth : Pioneer Work in Opening the Medical Profession to Women, p.176-218, Longans Green and Co., 1895

▼7 ザカリィ・コープ（小池明子ほか 訳）：ナイチンゲールと医師たち（新装復刻版）、二六七～二七二頁、日本看護協会出版会、二〇二〇

津田梅子とナイチンゲール

――押し花が放つメッセージ

髙橋 裕子

髙橋 裕子 たかはし・ゆうこ

津田塾大学 学長

一九八〇年 津田塾大学学芸学部英文学科卒業、一九八四年 筑波大学大学院修士課程地域研究科修了、一九八九年 カンザス大学大学院教育学研究科修了（Ph.D.）。桜美林大学国際学部専任講師・助教授、津田塾大学学芸学部英文学科教授などを経て、二〇一六年より現職。

著書に『家族と教育』（共編）（明石書店）、『津田梅子の社会史』（玉川大学出版部）、『津田梅子を支えた人びと』（共編）（有斐閣）など。

津田梅子はイギリスを訪れた際、ナイチンゲールに面会する幸運に恵まれた。梅子が自分自身の教育理念に沿った私塾を創設することを考えていた、人生の転機に差しかかった頃だ。ナイチンゲールと面談した当日に書いた日記も残っている。当時、三十四歳の梅子が残した言葉から、そして押し花という遺品から、二人の出会いの意味を探ってみたい。

梅子、イギリスに招待される

一八九八年六月、華族女学校に勤務していた津田梅子は、万国婦人クラブ連合大会に日本を代表して参加するため、同僚の渡辺筆子とともにアメリカのデンバーを訪れた。アメリカに滞在中、十八人の名流婦人たちからイギリス訪問の招待を受けた。この招待は、東京に在住していたイギリス監督教会[★1]のオードレー監督夫人が提案したものである。当時の駐日イギリス公使サー・サトウと相談し、東京イギリス監督教会のビッカーステス監督夫人ら、影響

★1　監督教会とは、監督制（主教制度）を設けているキリスト教教派を指す。各国の聖公会、メソジスト教会、ヨーロッパ諸国のルター派教会など。

力のある女性たち有志が梅子と筆子を招待する運びとなった。招待者の中には、上記の二人に加えて、ドロシア・ビール（チェルトナム・レイディーズ・コレッジ校長）、メアリ・ベンソン（前・カンタベリー大主教夫人）、オーガスタ・マクリーガン（ヨーク大主教夫人）、ビアトリス・テンプル（カンタベリー大主教夫人）らが含まれていた。滞在費は先方の負担となったが、大隈重信が後押しをして、二千円をすぐに支給した。大隈の力添えも奏功し、華族女学校での五か月間の休暇を、翌年の九月まで延長することが宮内省から許可された。★2

梅子は一一月五日にニューヨークを後にし、イギリスに渡った（渡辺筆子は体調が芳しくなかったため招待を受けなかった）。梅子は当時の経験を、一八九八年一一月一六日から翌年の四月二〇日まで克明な日記に記載した。イギリスで体験したことをアメリカにいるホストマザーのアデライン・ランマンに書き送るためだ。この日記は現存し、"Journal in London"★3

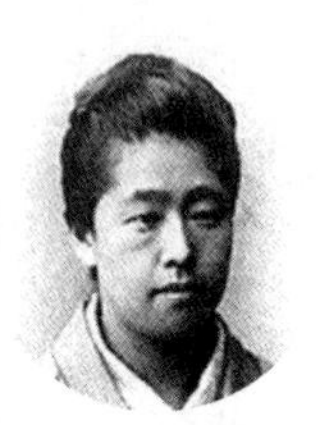

津田梅子 つだ うめこ
1864（元治 1）-1929（昭和 4）

幕末の 1864 年、佐倉藩士の津田仙の次女として現在の東京都新宿区に生まれる。1871（明治 4）年、6 歳のときに開拓使が募集した女子留学生 5 人のうちの 1 人として、岩倉遣外使節団に同行してアメリカに渡る。梅子は最年少であった。アメリカで初等・中等教育を受け、1882 年に帰国。1885 年に華族女学校で英語教師となる。1889 年に再びアメリカに留学し、ブリンマー＝カレッジの生物学選科生となる。1892 年に帰国し、華族女学校の教師に復帰。1900 年に女子英学塾（のちの津田塾大学）を創立し、英語教育や個性を尊重する教育に努め、女子高等教育の先駆者となった。

（図1）と呼ばれている。

イギリスの様々な名所旧跡や大学をいくつか見学し、フランスの友人を二週間ほど訪問した後、一月末からはオックスフォード大学のセント・ヒルダズ・ホールで一学期間、聴講生となり講義も受けた。

梅子、ナイチンゲールと面会する

梅子はイギリスに滞在中、ナイチンゲールに面談したいと願っていた。すでに八十歳に近いナイチンゲールは病身であったため、面会の約束を取りつけることは困難だった。しかし、梅子の招待者の一人であったビッカーステス夫人が紹介の労をとり、面会の日取りが三月二〇日に決まった。

三月二〇日の日記の記載は、ほかの日の三倍くらいの分量になっている。訪問時間はおそらく小一時間程度であったと思われるが、二人のやりとりは詳細に英語で記されているので、日本語に翻訳して紹介したい。★4

★2　津田梅子のイギリス渡航については、参考文献▼1を参照。
★3　"Journal in London"の全文は、参考文献▼2に収録されている。
★4　ナイチンゲールに出会った日（一八九九年三月二〇日）の日記は、参考文献▼3を参照。

was filled with Japanese things - and this afternoon
I saw Florence Nightingale. Florence Nightingale
of world wide fame, "the lady with the lamp" as
Longfellow calls her, the woman whom all England has
done honor to. I would rather have seen her than royalty
itself. I had asked Mrs. Bickersteth to arrange the
interview, as I had Miss Nightingale's life in
Japanese, and also photographs of the Red Cross
Hospital work in Japan which I wished to present to
her. But it was only last night that I knew that
she had consented to see me, and said I might come
to day at five. It was a cold gloomy afternoon, and

図 1　梅子のイギリス滞在日記 “Journal in London”
（津田塾大学）

今日はいろいろなことがありました。本当に重要な日だったといえるかもしれません。……今日の午後、フローレンス・ナイチンゲールに会いました。ロングフェローが「光（ランプ）を掲げた女性（“the lady with the lamp”）」と呼んだ、あの世界的に著名なフローレンス・ナイチンゲール。イギリスのすべての人びとが誇る女性。王室の方々よりもむしろナイチンゲールに会いたいと思っていました。ビッカーステス夫人にこの面談を取りつけてくださるようお願いしました。日本語で書かれたナイチンゲールの伝記と日本の赤十字病院の活動を紹介した写真を持っていたので、それを差し上げたかったのです。私に会ってくださると知らされたのは直前の昨夜だったので、午後五時に伺うと申しました。

ハイド・パークに近い、細いサウス・ストリートに面して建っている四階建ての建物の中に、ナイチンゲールの自宅はあった。梅子は次のように記している。

とても静かで落ち着いた部屋で待っていたら、メイドが最上階にある奥の部屋に案内してくれました。陽当たりが良く、明るい大きな部屋は、たくさんの絵や花で満たされていました。ドアのそばの衝立の横から部屋に入ると、「お足元の悪い中、ようこそおいでくださいました」と明るい澄んだ声で迎えてくれました。

真っ白い大きなベッドの足元には赤い絹のキルトがありました。枕にもたれかかり、白い服、ショール、そして帽子を着用した、活力と知性に満ちた目をした女性が、晴れやかな表情で横たわっていました。顔は皺もなく老けてもおらず、若い頃の美しさを残していました。

梅子が面談に感謝の意を伝えると、「どういたしまして。よくぞいらしてくださってありがとうございました」とナイチンゲールは言った。梅子が持参した写真を見せると、「まあ面白い。拝見できてうれしいです」と。

日本の雑誌に掲載されたナイチンゲールの写真を見せると、微笑んで、「これは実物よりずっときれいです」と言った後、彼女は日本の女性の状況についてたずねた。梅子がナイチンゲールのおかげで、日本の看護がどれほど進んだかを説明すると、「そんなことはまったくありません。看護に従事されている方々の賜物です」と彼女は謙遜した。

少しして、帰ろうと立ち上がったところ、厚い雲が垂れ込め暗くなった。ナイチンゲールは「お急ぎでないなら、雲が通り過ぎてからお帰りになられたら」と言ってくれた。

梅子は座り直して日本の女性の将来の展望についても語り、職業の幅が広がりつつあることをナイチンゲールに伝えた。すると彼女も、「イギリスもまったく同様だったのです。四十年前、女性たちは本当に限られた生活しか送れず、親は娘たちに結婚だけを期待していたのです。私の母のときにはそうだったのです」と述べた。

日本の看護婦の状況や救貧院の有無などにも話が及んだ。「あなたは教育に興味があるのですね。あなたの国には義務教育があるのですか？ここイギリスではつい最近にそのようになったのですよ」。梅子が来月、日本に戻ることを伝えると、「また、いらしてくださいね。本当によくおいでになりました」とナイチンゲールは言った。「このお天気で歩いては帰れませんよ。どのようにしてお帰りになるの？」とたずねられると、梅子は馬車で帰ると述べ、満面の笑みで見送られたのだった。

帰り際、階段を降りていると、家から出てきたメイドが大きな花束を「ナイチンゲール様からです」と言って手渡してくれた。

思い出に残る訪問でした。病床にある女性の、あの明るく知的な顔をひと目見たことを忘れないでしょう。…… なんとすばらしい女性なのでしょう！ あの人がフローレンス・ナイチンゲールだったとは現実とは思えません。ナイチンゲールはいつも明晰で元気で、周りのことに常に好奇心をもっていると皆さんからうかがいました。彼女からサインか何かをもらいたかったのですが、それを言い出す勇気が今日はありませんでした。多分、日本にメッセージを送ってくださるでしょう。花束をいただいたことにお礼状を送らなくてはなりません。

そしてこの日の日記の最後に、ナイチンゲールが戦争について語ったことを梅子は記した。日清戦争や日本の看護婦の働きについて話し合った後、「戦争は忌まわしいものです。戦争が起きないことを祈りましょう。一方で、戦争がある時代というのは、多くの勇気ある行動ができる機会でもあるのです」とナイチンゲールは述べたのだった。

帰国後の梅子

新しい道を切り拓き、「光(ランプ)を掲げた女性」であったナイチンゲールに対し、梅子は憧憬と尊敬の念を抱いていた。ナイチンゲールは四十四歳も年上であったが、梅子が必要としていたロールモデルであり、インスピレーションを与える存在であったことが、日記の文章から伝わってくる。

近い将来には華族女学校を辞して、自分自身の私塾を創設する人生の転機に差しかかっていた梅子は、海外の女性から得た「光」を勇気に変えた。看護の分野でパイオニアとしての活動を果敢に成し遂げた晩年のナイチンゲールから、何か記念になるようなものを受け取りたかったのは、ナイチンゲールと出会った証を、彼女に連なる者として手に持っていたかったからだろう。

ナイチンゲールからのプレゼントとなった花束は、旅行中に押し花にされ、梅子が受け取った〈バトン〉のように大切に保管された。そして、その押し花は百二十年以上の時を超えて、今も津田塾大学 津田梅子資料室に残され（**図2**）、次世代に励ましのメッセージを放っている。

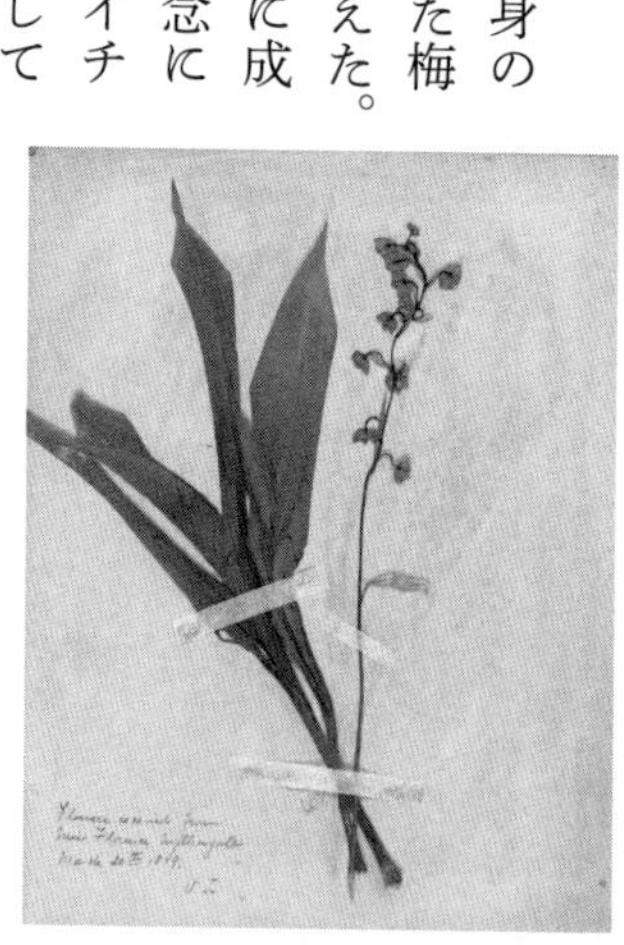
図2　ナイチンゲールから贈られた花束の押し花
（津田塾大学）

参考文献
▼1　吉川利一：津田梅子伝、二二一〜二四〇頁、津田塾同窓会、一九五六
▼2　津田塾大学 編：津田梅子文書 改訂版、二六二〜三四四頁、津田塾大学、一九八四
▼3　前掲書2、三三五〜三三八頁

索引

ナイチンゲールの越境 4・時代

ナイチンゲールが生きたヴィクトリア朝という時代

二〇二一年八月一〇日 第一版第一刷発行〈検印省略〉

著者 中島俊郎 福田智弘 滝内隆子 鈴木清史 村上リコ
野澤督 喜多悦子 出島有紀子 岡山寧子 髙橋裕子

発行 株式会社 日本看護協会出版会
〒一五〇-〇〇〇一 東京都渋谷区神宮前五-八-二 日本看護協会ビル四階
〈注文・問合せ／書店窓口〉TEL〇四三六-二三-三二七一 FAX〇四三六-二三-三二七二
〈編集〉TEL〇三-五三一九-七一七一
https://www.jnapc.co.jp

装幀 齋藤久美子

印刷 株式会社フクイン

 ISBN978-4-8180-2350-5

ナイチンゲール生誕200年記念出版

n*

既刊書籍

カサンドラ
―ヴィクトリア朝の理想的女性像への反逆

フローレンス ナイチンゲール 著
木村正子 訳

クリミア戦争に赴く以前のナイチンゲールは、上流階級の娘の役割とされた〈家庭の天使〉であることを強要され、自己実現を妨げる社会に絶望していました。本書は、当時の上流・中産階級の女性たちに共通する苦悩を吐露し、社会慣習を痛烈に批判した、現代のフェミニズムにも通じる異色作です。（他、関連論考二編所収）

新書判／一九二頁／定価二四二〇円（本体二二〇〇円＋税一〇％）

ナイチンゲールと「三重の関心」
―病をいやす看護、健康をまもる看護

フローレンス ナイチンゲール 著
早野ZITO真佐子 訳

「看護の天職＝使命」について、ナイチンゲールが王室や一般市民に向けて論理的かつ簡潔に記した小編。"threefold interest"（三重の関心）の概念を通して、看護師に普遍的に求められる「知」と「技」、そして「心」の重要性・関係性を訴えています。普遍的な看護の原点について考えるための必携書。（他、関連論考二編所収）

新書判／一六〇頁／定価二二〇〇円（本体二〇〇〇円＋税一〇％）

ナイチンゲール病棟はなぜ日本で流行らなかったのか

長澤 泰・西村かおる・芳賀佐和子・辻野純徳・尹 世遠 著

不潔極まりない野戦病院で、多くの若い兵士が命を落とす実態を目にしたナイチンゲールは、帰国後、病院の環境改善が傷病者の死亡率を下げることを実証し、基本原理と患者の視点を尊重した病院建築のあるべき形を明示しました。歴史上初の「病院建築家」と呼ばれた彼女のもう一つの姿に迫ります。

四六判／一四八頁／定価一七六〇円（本体一六〇〇円＋税一〇％）

ナイチンゲールはなぜ「換気」にこだわったのか

岩田健太郎・徳永 哲・平尾真智子・丸山健夫・今岡浩一・岩田恵里子・百島祐貴 著

ナイチンゲールは多くの著書の中で、「新鮮な空気」がいかに健康保持に大切か、「汚れた空気」がいかに病気の原因になるかを繰り返し述べています。コロナ禍で「換気」の重要性が見直されている今、「ほら、私が言ったとおりだったでしょ」というナイチンゲールの声が聞こえてきませんか？

四六判／一〇四頁／定価一四三〇円（本体一三〇〇円＋税一〇％）

ナイチンゲールはフェミニストだったのか

河村貞枝・出島有紀子・岡田 実・喜多悦子・矢口朱美・佐々木秀美・五十嵐清 著

伝統的な慣習や社会規範が色濃く残る時代。「女性」が社会で活躍する機会がないことに絶望していたナイチンゲールは、男性に隷従しない女性のあり方を問い、自ら行動を起こし「看護」を専門職へと高めました。一方で、彼女は当時盛んだったフェミニズム運動とは距離をおいています。彼女は「フェミニスト」だったのでしょうか？

四六判／一五二頁／定価一八七〇円（本体一七〇〇円＋税一〇％）

日本看護協会出版会